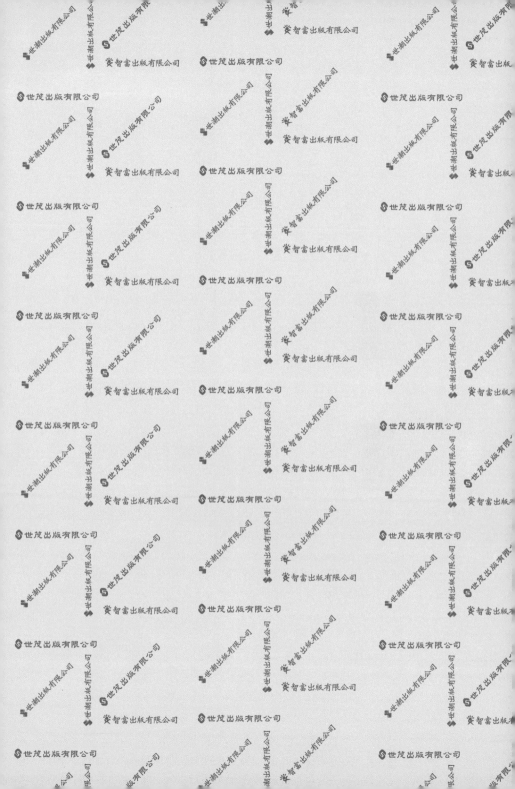

心臟病與動脈硬化

Q&A

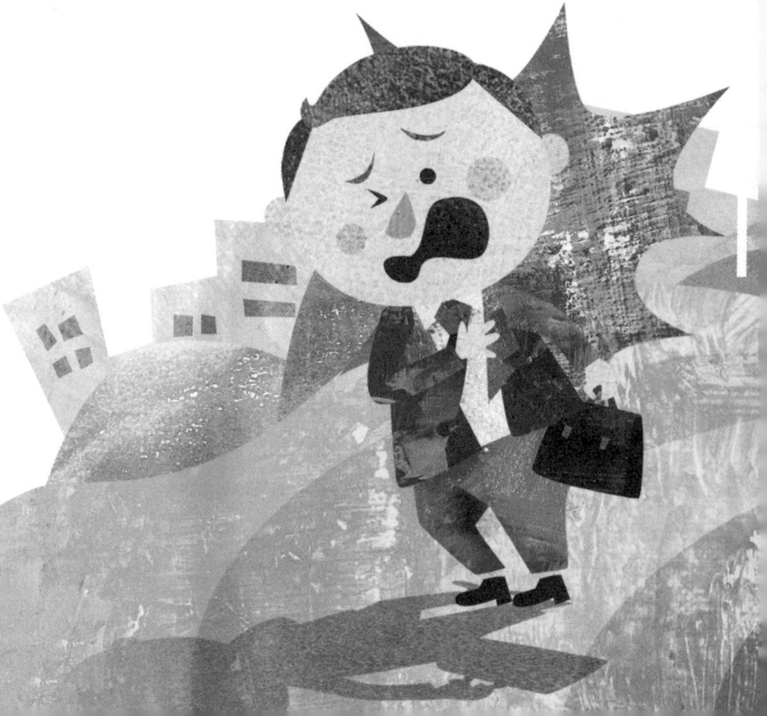

前言

根據世界衛生組織（WHO）調查，日本基於長年生活環境改善及感染病預防得宜，成為世界最長壽的國家，擁有最有力又完善的醫療體制。但是，壽命延長所形成的超高齡社會，也使得病患隨之增加。誠如「人體伴隨血管一同老化」這句話所言，從前的高血壓疾病，再加上近年急速增加的肥胖及代謝症候群（metabolic syndrome）而衍生出動脈硬化問題，尤有進者，高血壓促成心臟肥大、缺血性心臟病、腦血管疾病、主動脈剝離、動脈瘤、末梢動脈硬化症等與生命息息相關的慢性病症。雖然這些疾病病患增加的首要因素為壽命增加，但也可以說是不適當的生活習慣助長了動脈硬化。日本厚生勞働省有鑑於中年以後的多數疾病是由生活習慣所衍發而成——特別是既有的飲食習慣及運動、行動的習慣，而針對統稱為「生活習慣病」的預防對策，是將過去的老人保健法，再加上新制定的健康增進法，藉以呼籲舉國人民共同預防生活習慣病，為達成「健康日本21」的數值目標而努力。因此無論各地區或個人，都需努力養成合宜的飲食習慣及運動、行動的習慣，達到增進健康、預防疾病的成果。

因此，本書採用中年之後會面臨的多種疾病與各式生活型態，以及運動、飲食的原則，來闡述心臟與血管的功能及其與疾病之間的關聯事項。此外，採用Q&A的方式，對現實生活中的患者或一般民眾所提出的疑問，做了具體的回覆。

改善生活習慣，最重要的是無論在飲食、運動或日常生活中，培養出最合宜的習慣，並且每日不懈怠地確實執行。人的心臟是終其一生運作不間斷的器官，即使心臟有些微的損傷，只要我們在不構成心臟負荷的範圍內，小心謹慎地使用，仍然有長時間經久耐用的可能性。因此，每個人在平時需了解檢查的事項，調整自己的身體狀況，不累積過度的壓力，注意不要罹患感冒或因泡澡而受寒，留意減少攝取鹽量的均衡飲食，身材不發胖，維持能輕鬆、持久且適合自身的運動習慣，經常保持行有餘力的體能，就能享受充滿意義的生活。

榊原紀念醫院最高顧問　細田瑳一

心臟病與動脈硬化 目錄

第2章 防止心血管疾病復發……129

急救處理

如發現昏倒的患者已失去意識，請施行以下的步驟。因為獨自一人處理會有困難，請盡可能尋求他人協助。

急救處理的步驟

發現昏倒的患者
↓
檢查其意識狀態
↓
呼叫救護車
↓
確保呼吸道暢通
↓
人工呼吸
＋
心外按摩

（確保呼吸道暢通、人工呼吸、心外按摩：心肺復甦術）

（請參照第10～14頁）

當患者突然失去意識、臉色蒼白昏倒時，可能發生心搏停止的問題。若能在三分鐘內施行心肺復甦術，八〇％的人有成功獲救的可能性；但如果超過五分鐘以上，其存活率則降至二五％。

為預防緊急事態發生，務必事先牢記急救處理的步驟。

1 大聲呼叫患者，輕搖其肩膀，確認對方有無意識。

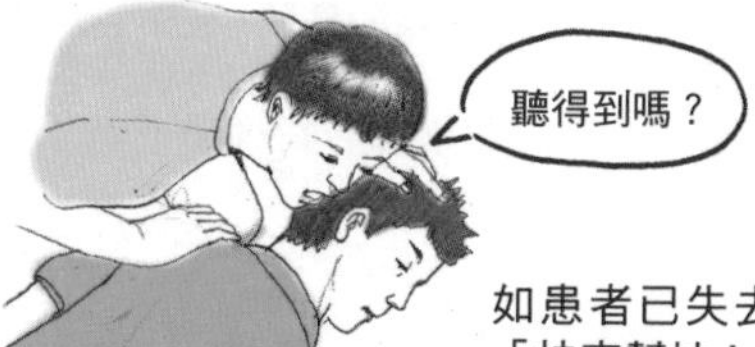

如患者已失去意識，請呼喊「快來幫忙！」向他人求援，並以電話連絡「119」。

2 抬起患者下顎，使其頭朝後仰，確保呼吸道暢通。

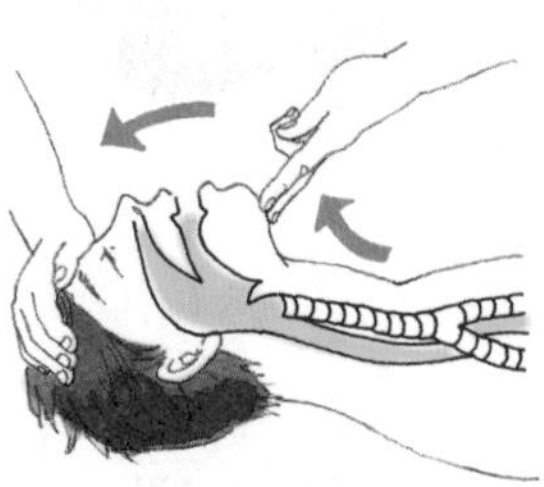

倘若患者失去意識，舌頭恐會下垂至喉嚨堵住呼吸道。此時要讓患者仰躺，並以單手壓其額頭，另一手則抬高其下顎，使他的頭向後仰。同時清除患者口中異物。

3 手指置於患者的頸動脈處，檢查其脈搏是否仍在跳動。

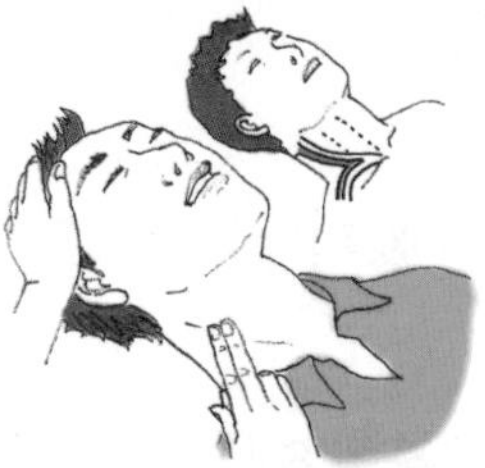

以手指觸摸患者頸部兩側的頸動脈，若無脈搏跳動時，立即施行人工呼吸與心外按摩。（請參照第 10 頁）

人工呼吸

患者若已停止呼吸，即刻施行人工呼吸。

心臟若停止跳動，三～五分鐘後呼吸也會跟著停止。先用五秒鐘確認患者的胸部是否有上下起伏，口鼻是否有氣息呼出。若患者呼吸已停止，即刻施行人工呼吸。

●次數：一分鐘內大約施行十五次，最初的一～二分鐘可以施行得稍快些。

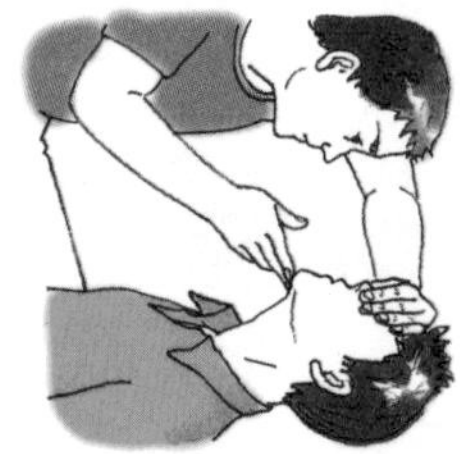

1 抬起患者的下顎，確保呼吸道暢通，並捏住患者的鼻子。

為了不使吹入的空氣從患者鼻孔逸出，需確實捏緊患者的鼻子。由於是口對口的接觸，亦可於患者嘴巴覆上紗布或手帕。若患者口中有異物，先將他的頭部轉向一側來掏除異物。

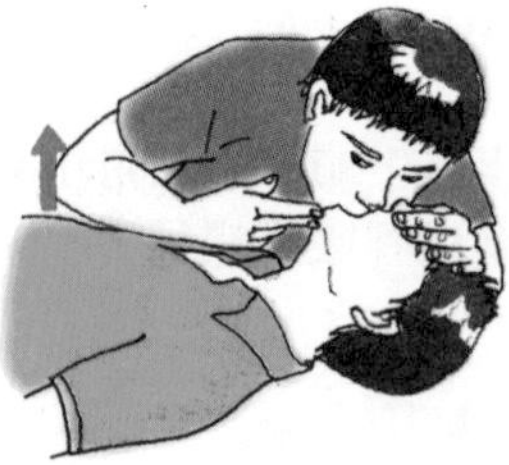

2 深吸一口氣後，確實將空氣吹送入患者口內。

張大嘴深吸一口氣，而後覆住患者的嘴巴吹氣。此時確認患者胸膛是否脹起。如沒有起伏，可能是呼吸道沒有確實保持暢通，或呼吸道有異物阻塞的情形。

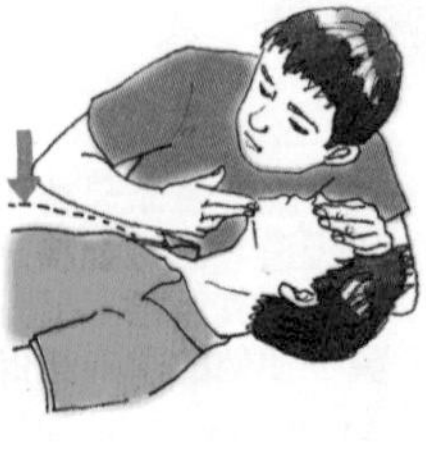

3 若確認患者有胸膛脹起及吐氣的情形，再重複施行步驟 2。

離開患者的口腔時，注意看他的胸膛有無下降。如確認患者有胸膛下降的吐氣情形，再繼續緩慢地吹入空氣一次。吹氣時間不可間隔 2 秒以上。

心外按摩

運用心外按摩，使藉由人工呼吸送入患者肺部的氧氣開始循環。

若測量不到脈搏，或僅能感受到輕微搏動的時候，需立即開始施行心外按摩。讓患者仰躺於水平硬板處，救助者則跪於患者的肩側。（請參照第十二頁）

●次數：以一分鐘八十～一百次的速度和緩進行按壓動作，直到患者恢復心跳為止。

1 尋找壓迫部位

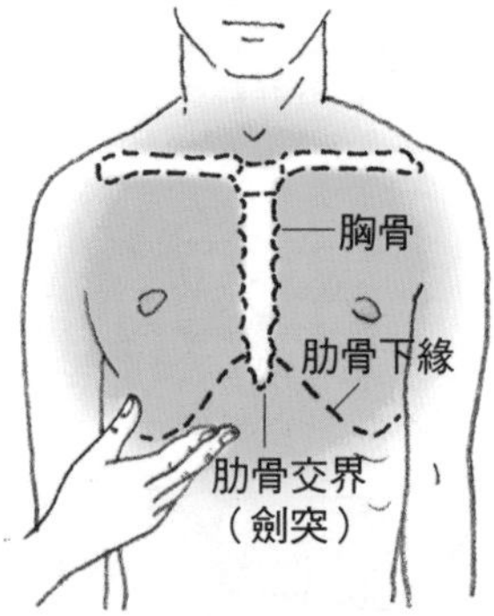

以食指和中指按著肋骨最下緣，順著肋骨邊緣滑行到胸腔正中央。

2 按壓胸骨的下半部

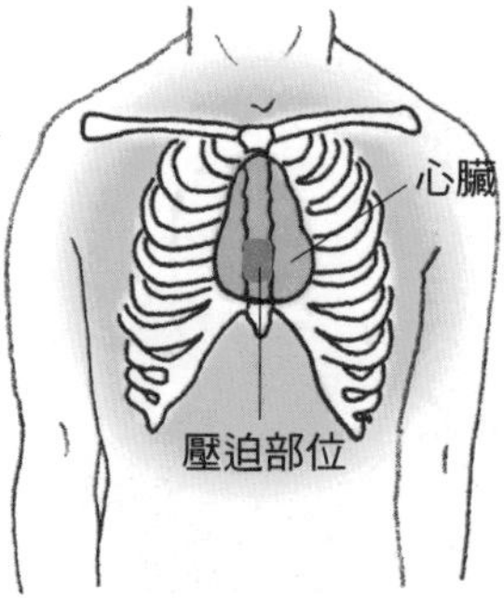

從胸腔正中央的肋骨交界處往上一指的位置，即以胸骨下半部為壓迫部位。

3 手掌重疊於壓迫部位上

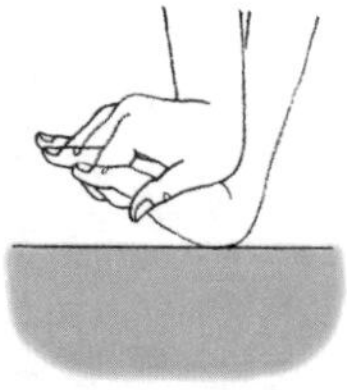

重疊的手掌若稍微會滑動，則兩手手指可交扣。

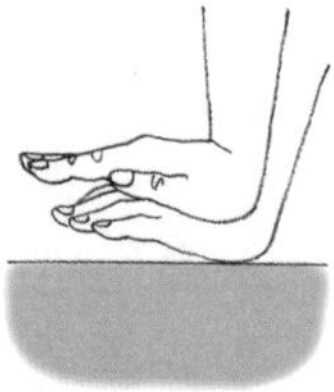

雙手重疊，指尖翹起按壓。

4 將胸骨下半部按壓約下陷 3.5～5 公分深

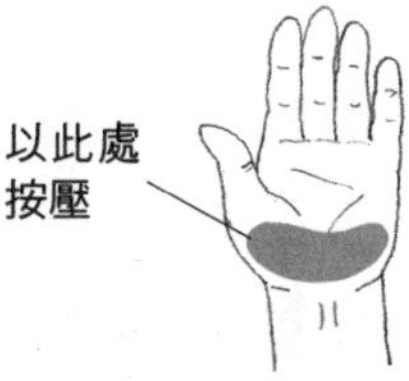

肘關節伸直，兩腕掌根垂直貼於壓迫部位，以體重的力道按壓。壓迫之後，手掌仍置於胸上原點，不可施力。

心肺復甦術

確保呼吸道暢通，反覆施行人工呼吸與心外按摩。

心肺復甦術是確保呼吸道暢通並同時施行人工呼吸與心外按摩的急救處理。

患者心搏停止且呼吸也隨著停止的時候，應該立即對其施行心肺復甦術。首先應熟悉單人進行的救助方式；若救助者有兩人，則最好採兩人一組的方式施行急救。

雙人進行急救時

心外按摩 5 次
人工呼吸 1 次

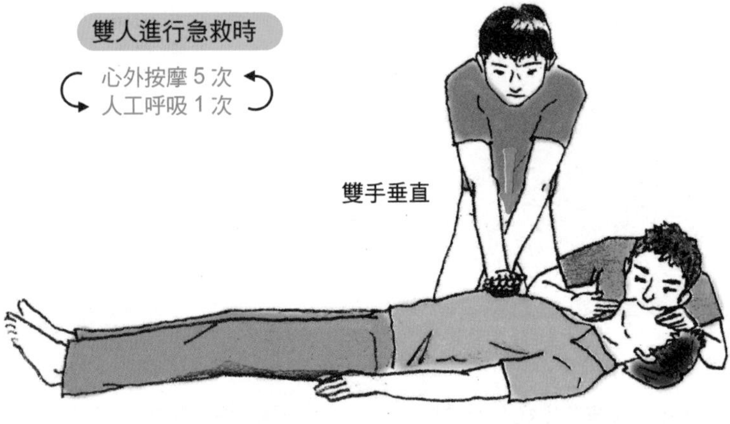

有 2 名救護員的時候，1 人負責施行心外按摩，1 人測量頸動脈的搏動，並確保呼吸道暢通及進行人工呼吸。施行心外按摩者出聲喊「1、2、3、4、5」同時按摩 5 次後，進行人工呼吸者吹氣 1 次，一直持續到患者的心臟開始跳動，並且恢復呼吸為止。

請接受急救處理的講習課程訓練

醫療院所、衛生機關及消防單位等會舉辦以一般民眾為對象的急救處理講習課程，若事先實際體驗過這類課程，就能在緊急事態發生時發揮重大功能。例如「心肺復甦術」是以名為「甦醒安妮」的人體模特兒為練習對象，讓民眾藉以記憶其步驟、施力方法、頻率、移開嘴巴及吹入氣體份量等經驗。各學校、機關團體、公司行號及社區組織，除了可以請專家出席指導外，也可進行半日或一日的實際講習，請就近向消防單位、鄉鎮市區公所、縣市衛生局、各地紅十字會分會、各醫學院等單位洽詢。

單人進行急救時

心外按摩 15 次
人工呼吸 2 次

依 1 分鐘 80～100 次的速度進行心外按摩，救助者邊出聲喊「1、2、3、4、5、……11、12、13、14、15」邊進行 15 次按摩，而後進行將氣體吹入患者口內的人工呼吸 2 次，一直持續到患者的心臟開始跳動，並且恢復呼吸為止。救助者跪在患者肩旁，可以不需變換位置就實施兩部分的急救。

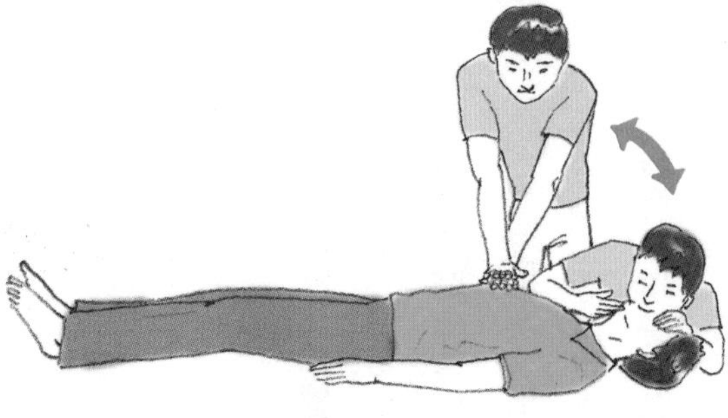

若恢復呼吸與脈搏

採用復甦姿勢

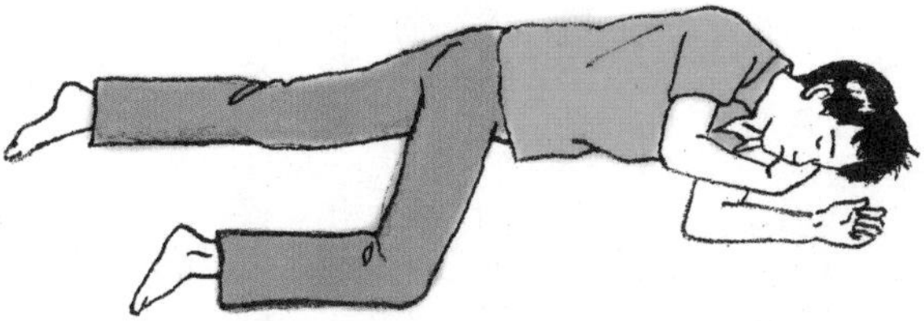

若患者恢復呼吸與脈搏，則採用如圖所示的「復甦姿勢」。這個姿勢是為了防止患者舌根下垂而堵塞呼吸道，或有嘔吐物阻塞呼吸道。下顎前傾以確保呼吸道暢通，兩肘與居上側的膝蓋彎曲，不以俯臥姿勢來支撐體重。

心跳驟停時使用體外自動電擊器（AED）

發生心搏停止狀態或心室顫動等致命性心律不整的情況時，對心臟施予電擊，使心臟恢復正常跳動的醫療器具，稱為體外自動電擊器（automated external defibrillator）。日本於二〇〇四年七月開始核准一般民眾使用，此套器具設置於機場、學校等公共場所的情形亦慢慢增加。

AED依機種不同而有些微相異，但初次使用者可依語音指示來操作。先記住有這種器具可供運用，將來若有機會，再接受急救處理講習等的使用指導。

期望能事先了解的急救知識

不僅適用於患者突然昏倒且意識喪失的情況，即使患者仍有意識，但身體狀況卻突然惡化的時候，迅速針對症狀進行處理也有其必要。

意識喪失

一起複習心搏停止與呼吸停止時的症狀吧。

患者心搏停止並昏倒時

除了心搏停止之外，腦中風及癲癇等症狀也會造成意識喪失。若患者因心搏停止而導致意識障礙的特徵出現時（請參照下欄），立即握拳對準其心臟位置強力捶打。如心搏仍未恢復，則進行心外按摩（請參照第十一頁）。

因心搏停止而導致的意識障礙特徵

①面色蒼白，唇色暗紫，面部表情僵硬。

②在頸部及大腿內側等較粗的動脈位置也測量不到脈搏，將耳朵貼在患者左乳下方也聽不見心音。

③心跳停止搏動數分鐘後，瞳孔異常放大。正常人在室內的瞳孔直徑約有2～3公釐大小，而患者則會呈現約兩倍大。由於對光線已無反應，即使以手電筒強光直射，其瞳孔亦不會縮小。

④可發現患者產生痙攣、呼吸停止、全身發紺等現象。

呼吸停止時

患者心搏停止後三～五分鐘，呼吸亦會停止。此時唇色會泛紫，發紺症狀遍及全身（請參照第三十八頁）。仔細觀察其胸部與腹部，也看不見呼吸運動的上下起伏。將耳朵貼近患者的口或鼻端，亦感覺不到任何氣息。此時要先確保患者的呼吸道暢通（請參照第九頁），光是做這樣的動作，患者也可能恢復呼吸。若仍然無效，則開始施行人工呼吸二～三次（請參照第十頁）。呼吸狀態若沒有完全恢復，患者可能另有窒息或氣喘等呼吸道疾病。但無論是何種狀況，最初都應先觀察得到他的呼吸運動。

胸痛

若胸部突然發生疼痛或有壓迫感的時候，可以判斷為心臟病發作。

當疼痛超過二十分鐘以上 請儘速就診

若胸部突然發生壓迫感或疼痛，抑或胸部有如遭緊扭的感覺時（心絞痛、狹心痛），可當作是狹心症或心肌梗塞發作的判斷依據。

此時先讓患者保持安靜，約五分鐘後疼痛若有趨緩的情形，可能是狹心症。但是，即使患者保持安靜狀態，激烈的疼痛卻仍持續二十分鐘以上，甚至出現噁心、盜冷汗、冒油汗等情況時，恐怕是心肌梗塞，必須立即連繫救護車，儘早將患者送醫接受診療。

疾病發作時 採取舒服的姿勢並保持安靜

患者疾病發作時，先鬆開他的衣服，不一定要讓他橫躺，而要採取患者本人覺得最舒服的姿勢安靜休息。即使患者有噁心、尿意或便意的時候，也不要讓他單獨上洗手間，最好能使用攜帶式便器。患者進行緩慢的腹式深呼吸，也可能緩解身體的不適；淺促的呼吸反而可能誘發呼吸不順，讓病況惡化。

讓患者保持精神上的安寧也有其必要，因此在呼叫醫師或救護車的同時，旁人可以測量患者的脈搏，並輕輕撫觸他的背部使其安心，讓他恢復精神。

如持有緊急用藥 請立刻讓患者吞服

展開救護到目前為止，患者若仍處於發作狀態，如果他持有亞硝酸甘油舌下含片等疾病發作時的緊急用藥，立即讓他將藥含於舌下。溶解五分鐘過後若無效力，可讓他再含一錠。

服用狹心症發作時的緊急用藥（硝酸鹽類藥物）後，因血壓會急速下降，患者會感到頭暈，甚至可能失去意識。如遇到這種狀況，應立即讓患者平躺，並稍微抬高他的雙腳。

心悸

若併發呼吸不順或呼吸困難、胸痛等情況時，請儘早就診。

心悸的種類

分為心跳如敲晨鐘般規則但心搏過速的心悸，期外收縮或心房顫動等心跳不規則的心悸，以及能感覺到血壓上升、心臟強烈收縮的心悸等種類。

毋需擔心的心悸

運動、發熱、精神緊張或因驚訝、興奮而產生的心悸，不需要太過擔心。

即使有心悸狀況，而脈搏數一分鐘在一百次以下，心跳規律且正常的時候，通常只要保持安靜狀態便能使心跳恢復正常。這種在安靜狀態下才感受得到的心悸，大多是「多慮」，不必過於擔心。

陣發性上心室性心搏過速（不威脅生命的良性心律不整）發作時，心跳一分鐘會到達一五〇～二〇〇次左右。若是沒有併發瓣膜性心臟病或心肌梗塞等，可讓患者休息一晚，症狀在睡眠時獲得控制的例子也不少。

需留意的心悸

心悸若伴隨有呼吸不順或呼吸困難、胸痛、暈厥等併發症狀，則是危險疾病的發作徵兆。最好能讓患者平躺；如患者感覺不舒服，則讓他採取自己最舒服的姿勢安靜休息，並接受醫師診療。即使患者只有心悸症狀，但病狀若持續一小時以上，也應該就診。

即使患者病發時的痛苦程度不嚴重，但卻有反覆發作的情形時，最好請醫師開立預防藥物。

保持安靜並作深呼吸

若患者沒有頭暈及噁心等症狀，即讓他保持安靜，並觀察其發展。若患者因心悸而緊張，呼吸轉為激烈，反而會更加不適，甚至可能會有血壓下降、脈搏增加、手腳麻痺和盜冷汗等情況。讓患者一分鐘作五～六次大口深吸空氣再緩吐出的腹式呼吸，待其恢復冷靜。

呼吸困難

患者若有咳泡沫痰、意識模糊、發紺等症狀，立即呼叫救護車！

心臟病引起的呼吸困難

就心臟病而言，呼吸困難是心臟衰竭發作時最常見的症狀。尤其是從事超過身體負荷的運動、精神高度興奮、旅行、暴飲暴食、心律不整等，都可能成為呼吸困難的起因。若患者有水腫、尿量減少、體重增加等情況，也有可能引起心因性氣喘。

若是睡眠中途突然呼吸變得不順，出現如氣喘發作般的呼吸，並且帶有咻咻、沙沙等的聲音及乾咳，這是瓣膜性心臟病、高血壓性心臟病、心肌梗塞等心臟疾病的常見症狀。

多數患者採坐姿較舒適

由心臟病而引發呼吸困難時，多數患者採坐姿（端坐呼吸）比躺著還覺得舒適，就讓患者以自己最舒適的體位休息，並憑藉物品使上身前傾伏靠。若患者躺著較為舒服，最好稍微抬高他的上半身。

然後鬆開患者的衣服，並讓患者採取腹式深呼吸，盡可能緩慢地吐氣。患者有窒息感的時候，則打開窗戶讓風吹入房間。如備有氧氣筒，可讓患者吸入氧氣。

就診時機

患者因狹心症發作而引發呼吸困難的時候，請即刻打電話向醫師尋求指示，並讓患者服用發作時能緩解症狀的硝酸鹽類藥物。

即使心因性氣喘的發作情況獲得控制，次日也應立刻與主治醫師商談。此時若能提供患者一日的尿量、發病時的脈搏狀態、呼吸次數、血壓等資訊，將有助於醫師決定治療方式。

就心臟衰竭的症狀而言，因患者的肺腔積水，所以呼吸困難時可能合併出現泡沫痰。如果還有發紺或意識喪失的症狀則非常危險，此時應將患者頭部位置放低，讓血液流向頭部，並立即呼叫救護車。

家人與同事的注意事項

身邊的人擁有正確的知識與判斷，對患者大有助益。

事先充分了解疾病

若患者狹心症或心肌梗塞發作，而家人或同事等身邊的人已事先充分了解這是何種疾病，並知道採取何種處置方法較佳，這對病人相當有利。請事先了解該如何協力處理患者的正確治療與生活方式。

家人必先了解患者狀況的項目

①體重
②平時的脈搏數
③最近的血壓值
④藥的內容與種類、藥量、藥物作用
⑤藥物保管場所，特別是發作時的緊急用藥
⑥排尿次數與尿量
⑦用餐內容與食量
⑧病名與併發症的種類

病發時

♥初次發作的情形

疾病初次發作時並無預警。發病的症狀或輕或重，但都以胸部的壓迫感與疼痛為主（請參照第十五頁）。

若發作情況在二十分鐘的短時間內可獲得控制，是狹心症；但症狀若持續二十分鐘以上，就可能是心肌梗塞。請立刻聯絡醫師或呼叫救護車。聯絡救護車時，盡可能將患者送往有CCU（Coronary Care Unit／Cardiac Care Unit，心臟加護病房）設備或設有心血管科的醫院。若為冠狀動脈疾病患者，可能會因為冠狀動脈血液循環變差而導致心肌梗塞或狹心症等發作，可於CCU針對這些疾病的發作進行緊急處置。

求診或呼叫救護車時的報告項目

①異於平常的脈搏紊亂、脈搏測量不易。
②血壓下降。
③意識模糊、應答不明確、發生痙攣現象。
④心絞痛、狹心痛發作持續 20 分鐘以上。
⑤服用緊急用藥 2 次，且經過 10 分鐘以上，病況也沒有轉好的跡象。
⑥盜冷汗與嘔吐。
⑦呼吸困難，帶有沙沙聲，有端坐呼吸（請參照第 17 頁）的情況。
⑧出現血痰或粉紅色泡沫痰。
⑨手腳或唇出現發紺症狀。

♥不可忽視的變化

家人或同事或許也有成為當事者的一天。心臟病發作時的即時護理非常重要，因此不論是誰，都應該知道急救處理的內容，並事先練習（請參照第九～十三頁）。此外，觀察身體的變化情形也很重要，最好事先預習疾病發作時的觀察重點。

疾病發作時應觀察的重點

①意識清楚嗎？
②臉色好嗎？有沒有發紺症狀？
③脈搏有異常嗎？
④有呼吸嗎？
⑤呼吸時有沒有沙沙、咻咻聲？1分鐘內的呼吸次數多少？
⑥有冒冷汗嗎？
⑦手腳溫暖嗎？
⑧頸部靜脈有沒有腫脹？
⑨血壓如何？
⑩腳部有沒有水腫？

預防疾病發作的十點注意事項

1 旅行或用餐需配合患者的規律生活加以調整，別忘了隨身攜帶藥物。
2 別讓患者緊張或提重物。
3 儘可能每天陪患者進行定量的散步。
4 天候不佳時勿讓患者外出。
5 患者不要長時間泡澡或以過熱的水沐浴。幫助患者洗髮及上洗手間。讓患者泡溫水澡緩緩地溫暖身體。為了避免患者感冒，先充分溫暖浴室及更衣間。
6 控制鹽分、熱量的攝取，多準備富含蛋白質、維生素的食物。
7 為患者測量體重及血壓，或敦促患者測量。
8 注意患者的睡眠及呼吸狀態（1分鐘內的呼吸次數，以及是否有沙沙、咻咻等聲音）。
9 注意患者是否有水腫情形。
10 勿讓患者抽菸、飲酒過量，身邊的人也盡可能禁酒、禁菸。

應實行的自我檢查

「自我負責基本的健康管理」這種自我照護的想法，目前頗為盛行。對於罹患心臟疾病的人而言，自我檢查身體的狀態，事先掌握身體情況，是相當重要的。

自我進行簡易的測量，如體重、脈搏或呼吸、血壓、排尿量等，注意其狀態，並記錄異常情形或變化，有助於醫師的診斷與防止病情發展。

體重是顯示健康程度的重要指標，不僅對心臟病患者來說是理所當然，對健康的人而言也是如此。心跳率與血壓值在日常生活中即使只有少許變化，也還是有所變動。務必了解自己平時的數值。

每天測量體重

●標準體重

體重多少才符合標準？目前通行以「身體質量指數」BMI（Body Mass Index）當作指標。那就是：

BMI＝體重（公斤）÷身高（公尺）÷身高（公尺）

如此便可以求得一數值。依流行病學調查的結果顯示，BMI值在二十二的人最不容易生病。以此數值為基準，若BMI值在十八・五以上、二十四以下，可視為正常體重。二十四以上即為過重。至於肥胖程度從輕度到重度，可分成三個範圍（請參照左頁圖表）。

因此，標準體重可經由下列公式求出。

標準體重（公斤）＝身高（公尺）×身高（公尺）×二十二

另外，由於內臟脂肪會造成罹患生活習慣病的風險，近來亦有從腰圍判定內臟脂肪多寡的方法（請參照第一七九頁）。

BMI（身體質量指數）

判定	過輕	正常	過重	輕度肥胖	中度肥胖	重度肥胖
BMI	18.5以下	18.5～24.0	24.0～27.0	27.0～30.0	30.0～35.0	35.0以上

（衛生署　2002年）

●體重增減

肥胖是造成痛風、糖尿病、動脈硬化等的因素之一。對狹心症或心肌梗塞的患者而言，體重增加會加速動脈硬化及加重心臟負擔，容易引起心臟病發作。

理想的體重並不只限於需符合BMI的正常體重範圍值內。只要自己不覺得身體沉重，也能夠輕鬆活動，特別是旋轉或彎曲身體時沒有不舒服的感覺，沒有心臟病的人最好能夠小跑步上階梯或上坡自我測試。

但是，逐漸增加體重的狀態就不好了。體重在不知不覺的情況下增加，也有可能一個月內便增加數公斤。

依據人的體質和年齡，如果從飲食攝取的熱量與運動間的平衡失調，以致攝取過多的熱量，體重就會增加，因此有必要了解自己的食物攝取量與運動量如何才能保持均衡。所以每天都要測量體重。

此外，體重已超出正常體重範圍的人，原則上絕對不能比目前的體重更重，最好每天測量體重，若發現體重稍微增加，就努力兩、三天恢復原有體重。如果因為染上感冒或腹瀉等因素減少一公斤，就將此時的體重當作上限。

如此一來，四十歲以上的人，如果體重過重，最好每年都能持續減一～二公斤，直到達到正常體重為止。

目前身體健康卻有心臟病危險因子（A型性格〈請參照第七十三頁〉、內勤事務性工作、遺傳因素等）的人，或特別是罹患糖尿病、高血壓、痛風等疾病的人，都應該明白體重增加等同於自殺的行為。

但是也有調查報告指出，體重偏輕的老年人比體重偏重的老年人容易生病，過度減重反而有害。因為營養均衡受到破壞，抵抗力繼而低落，如果體重又恢復，血液中的膽固醇與三酸甘油脂突然增加，會促使動脈硬化與高血壓生成。

所以肥胖的人會冒著急速減重與日後體重持續增加的雙重危險，反而是沒有減重、體重保持穩定的人所受的壓力與危險較少。

因此接近正常體重的人，應盡可能努力維持體重合乎標準。相反地，體重偏輕的人，最好不要讓體重繼續減輕。

●體重的測量方法

體重是飲食內容物與排泄物的量的關係，即使是一天內也多少有變化。飯前飯後、排尿排便前後，約有五百公克左右的差別。因此，為了測知體重的變動情形，盡可能在一致的條件下測量相當重要。

一般來說，晨起排便後最能夠測得穩定值。

此外，每次測量體重時要穿著同樣的衣服。如果穿著不同衣服量體重，在測量完畢後應量測衣服的重量。

時常檢查脈搏

●心搏與脈搏的變化

一般健康的人，其心搏間隔相同且規律。在激烈運動或勞動後、泡熱水浴後、受驚嚇或緊張、發燒等情況時，心搏數會增加；而這些狀態消失後，心搏數又會回復如同平常。喝酒或抽菸、喝茶過量，也會造成心搏紊亂。此外，運動員與老年人的心搏數，一般都有較少的傾向。

心臟若有疾病，即使只是輕微動一動，心搏數也會有增減、中斷、變得不規則的傾向。如果感覺到心悸，或是運動、勞動（邊跑邊上樓梯或坡道）之後，偶而試著測量脈搏。一般來說，心搏數和脈搏數是相同的，但倘若心律不整發作，脈搏數可能會比心搏數少。

了解自己平日的體溫與心搏狀態十分重要。安靜狀態時的心搏數與運動達到身體極限時的心搏數，會因疾病的狀況而有所不同，應讓主治醫師審定自己的運動限度，並制定一個指標。即使患者本身沒有自覺症狀，但保持安靜狀態時心跳多於一百下或少於五十下的時候，應接受醫師診斷。

●測量脈搏的方法

測量脈搏，一般是以手指測量手腕的橈骨動脈、上臂動脈、頸動脈等處（請參照第三十四頁）。無論測量何處，都必須確實將右手食指、中指、無名指併攏貼於動脈搏動明顯處，計算一分鐘的搏動數。

注意呼吸狀態

和脈搏相同，呼吸是一刻也不會停止的重要生理現象。一般而言，在保持安靜的狀態下，每分鐘會有十五～二十次規則的呼吸。

呼吸不順的時候，以腹式呼吸由鼻子緩緩地、深深地吸進空氣是最佳的狀況，急促而淺的呼吸反而會更不舒服。因為心臟衰竭等疾病引起呼吸不順時，呼吸會變得既淺且快，咳嗽，還可以聽見沙沙、咻咻的聲音。

至少一週量一次血壓

●血壓的變化

血壓值是診斷時的一大重點，但不需要為每一次的血壓值而感到喜或憂。因為，血壓會隨著受測者當時的狀態、呼吸或姿勢、精神興奮度等而有變化。不論血壓多麼正常的人，一天之中的血壓也會變化。一般來說，早上睡醒前血壓最低，下午會變高，飯後或激烈運動後也會升高。就季節而論，夏天血壓最低，冬天會上升。

一分鐘內的脈搏數與呼吸數

●安靜狀態的脈搏數　（下／分）

成人	60～80
10 歲	80～90
5 歲	100
2～3 歲	110
嬰兒	120

●呼吸數　（次／分）

平常安靜時	15～20
運動後或發熱時	20 以上

此外，在醫院的診療室或讓異性測量血壓，會因為緊張感而導致血壓上升。若患者服用降壓藥，起床時的血壓最高，而下午藥效出現時的血壓則變低。

血壓值多少才算是正常？每個人的目標值需請主治醫師決定。如果測量結果高於目標值，應確立維持安靜狀態或保持充足的睡眠等解決對策。再者，假如血壓值偏高，最好每天測量血壓；若高血壓狀態一直持續，應接受醫師診察。

至少一週測量一次血壓，時常了解自己的血壓值。

●血壓的測量方法

測量血壓前，先保持約十分鐘的安靜狀態。若有緊張的感覺時，大口深呼吸十次以上，將有助於平靜情緒。

量血壓一般是測量左臂或右臂的動脈壓。先將壓脈帶捲在上臂，再將空氣打入，壓迫上臂動脈，就能測得血壓。由於家庭用血壓計大多數是以壓脈帶捲著上臂，然後只要按下開關，便會自動將空氣送入壓脈帶中，如此便可以簡單地測定血壓。

若將厚上衣袖捲起會壓迫到上臂動脈的血流，如此測量到的血壓值會較低，所以在測量時，肩膀到手腕處最好不要有衣服阻擋。

定期測量血壓時，依測量的狀況及時間來決定，身體情況不佳或疲勞時也可以測量。

注意排尿次數及尿量

排尿次數與尿量依狀態而有所不同。身體冰冷與寒冷季節時，尿量次數會有增加的傾向；大量攝取水分後排尿次數與尿量也會增加。流汗多時尿量會減少，而精神狀態也會左右排尿情況。

就白天與晚上來比較，白天尿量多、晚上尿量少，是正常情形；若夜裡上了好幾次廁所，這是身體情況不佳的證據，需多多注意。

對一般人而言，一天的尿量會有一～二公升。雖然靠自己正確測量尿量是一件困難的事，但若能知道大約的尿量，便可以及早發現身體情況不佳。

培養不易患病的身體
——現代養生守則——

盡可能預防生活習慣病

臺灣經濟豐饒，幾乎少見民眾有營養障礙或因為營養障礙而罹患的感染症。此外，昔日許多國人曾罹患的結核病，如今病例也已大量減少，而奪去眾多孩童性命的疫痢、為後遺症所苦的小兒麻痺症等許多感染症，都已消聲匿跡（結核病與小兒麻痺症患者即使已減少，卻也有疫情復燃的危險性，因此不能斷言將來會如目前的情形一般，就算忘了疾病的存在也不會造成什麼問題）。

但另一方面，因為飽食與運動不足，卻造成所謂「生活習慣病」的慢性病有增加的趨勢。為了能預防這些令人憂心的疾病接踵發作，尋求遠離這些疾病的方法及知識就相當重要。

抑制傾力投入疾病預防而持續增加的醫療費用，目前也成為重要的社會問題。如日本的「健康日本21」活動，即為了展現此目標。

預防疾病最重要的，是指導民眾如何改正飽食、肥胖、酗酒、抽菸、怠惰等壞習慣，這不單只發生在國內，可說歐、美、日等先進國家都共同面臨類似的課題。而實際上，由於好的生活習慣使得血壓下降、高血糖獲得控制，能夠讓罹患生活習慣病的危險明顯減少。

自我檢查生活的基本守則

那麼，培養不易患病的身體有哪些重點呢？

那就是：

- 規律而正常的生活型態。
- 充足的睡眠。
- 營養均衡並且不攝取過多熱量的飲食。
- 適度的運動。

這幾項再必然不過的生活方式了。

只要能夠遵守上述這些事項，即使是帶有心臟病危險因子的人，也有不發病、甚至使危險因子消失的可能性。

無論是罹患心臟病的人，或是健康的人，了解自己的身體狀態是健康管理的第一步，必須從日常生活開始自我檢查。具體的方法請參照第二十頁。

了解自己的能力限度及餘力

對罹患心臟病的人而言，知道自己心臟的餘力到達何種程度，是攸關生命的重要問題，這一原則對健康的人也通用。

尤其人過了中年之後，身體的各項功能就開始衰退，一旦做了超越身體限度的事情，勢必會損害健康。

如果是健康的人，其運動強度可以參考符合年齡的脈搏數，以不會感覺到呼吸不順、心跳激烈、痛苦、疼痛等自覺症狀為標準，在某種程度之下，持續地運動身體。

倘若是心臟病患者，則應該以運動心電圖所量得的資料為基準，並請專科醫師判斷自己的限度及餘力。

三十歲以後維持健康勝於鍛鍊身體

在運動選手之中，還有超過三十歲仍致力於進行肌力訓練的人，但自三十五歲後開始，若讓身體承受過量的負荷，肌肉中的纖維便會增加。由於肌肉變大，若不仔細觀察，會錯以為是肌力增強，但纖維增加會失去彈性與速度，稍不注意就會受傷。

一般人也適用相同的道理。三十歲之後，即使是做運動，目的也不是為了要鍛鍊身體，而是以盡可能維持目前的運動能力與健康的水準為目標。

遵循專科醫師治療方針進行自我管理

即使是罹患如擴張型心肌病變症等需要特別照護的心臟病患者，也可以因為遵循專科醫師的治療方針，按部就班管理好自己的身體，不但能繼續工作，還可以活得長久。我本身也在照顧不少這樣的患者。

何謂良好的醫療？

近年來，稱為「實證醫學」（EBM，evidence-based medicine，請參照第一七九頁）的治療方法受到強調和重視。基於EBM而訂出的治療指導方針已由各科分別發表，這並不是要左右醫療機關或醫師的水平，而是站在每個人都能接受的點上，基於科學根據來達成一定的醫療水準，這是一項值得欣喜的事情。但就良好醫療的觀點來看，只做這些動作仍不夠充分。例如，雖然同樣罹患稱為「狹心症」的病，但對於症狀、經過、基本體力與日常生活環境都不相同的患者而言，施行同樣的治療是妥善的嗎？

應該將個人差異性考慮在內，並尊重患者個別的個性與價值觀，及其對目前處理方式的看法，選擇出最適合的治療方法，以期望達到量身訂做的治療目標。至於能不能真正達成這個目的，端看醫師鑽研技能、累積經驗的程度而定。

彈性構思適合個人的養生之道

香菸會讓血管收縮、促進動脈硬化，是心臟的大敵。因此，對於超過九十歲的人，禁止其抽菸是有必要的。

不過到了這樣的歲數，沒有罹患肺癌或肺氣腫，也沒有心臟方面的障礙，還能夠健康地生存，那麼對於他的身體而言，想必抽菸也不是件壞事吧？

特別是對酒或香菸等嗜好品，不是一律的區分好或壞，而是去認同基於個人的人生觀、健康觀所做的選擇……我很珍惜如此具彈性的思考方式，在平日診療時也給予患者們這般忠告。

心臟的系統與運作

心臟是血管系統的中樞，維持生命的要素。心臟一旦停止活動，人體細胞便無法存活，人只有面臨死路一條。那麼，到底心臟是如何工作的呢？

輸送血液的重要任務

人體的內臟及組織是由數量龐大的細胞所組成，而血液負責供給細胞不可缺少的氧氣及養分、排除細胞內老廢物質與二氧化碳的任務。因此血液不能滯留於體內而必須流動，心臟就是擔任這一重要血液循環原動力的幫浦。

心臟的位置與構造

心臟在左右兩肺間的胸腔中央位置，下方的心尖深入左肺的下前方。心臟大小約比人握拳稍大，形狀則為心形。

心臟的構造分為左心與右心，又再各自分為心房與心室。也就是說，心臟分為左心房與右心房、左心室與右心室四個腔室，個別與粗大的血管連接。

此外，在左心室與右心室之間有心室中膈，左心房與右心房之間有心房中膈，將兩部分加以區分，左心與右心之間的血液不能直接交互流動。

為了不讓血液發生逆流狀況，在右心有三尖瓣（右心房與右心室間）與肺動脈瓣（右心室與肺動脈間）、左心有僧帽瓣（左心房與左心室間）與主動脈瓣（左心室與主動脈間）等瓣膜。個別的瓣在各腔

心臟的位置與構造

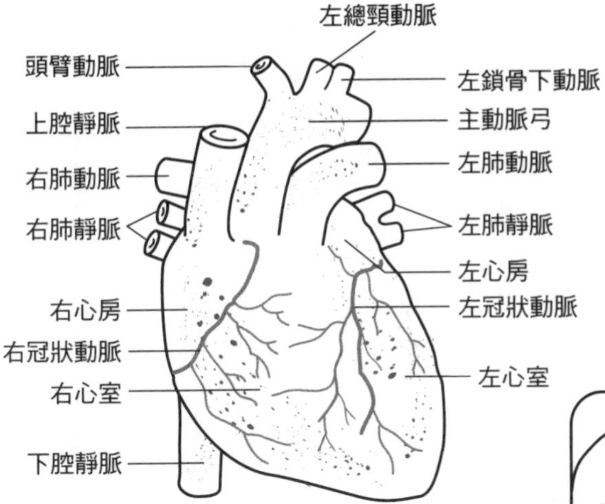
左總頸動脈
頭臂動脈
左鎖骨下動脈
上腔靜脈
主動脈弓
右肺動脈
左肺動脈
右肺靜脈
左肺靜脈
左心房
右心房
左冠狀動脈
右冠狀動脈
左心室
右心室
下腔靜脈

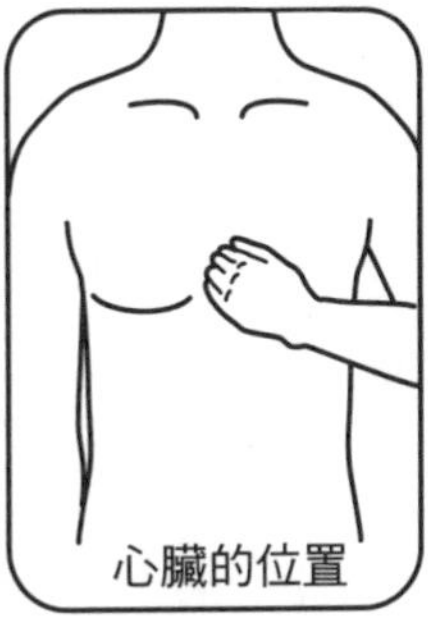
心臟的位置

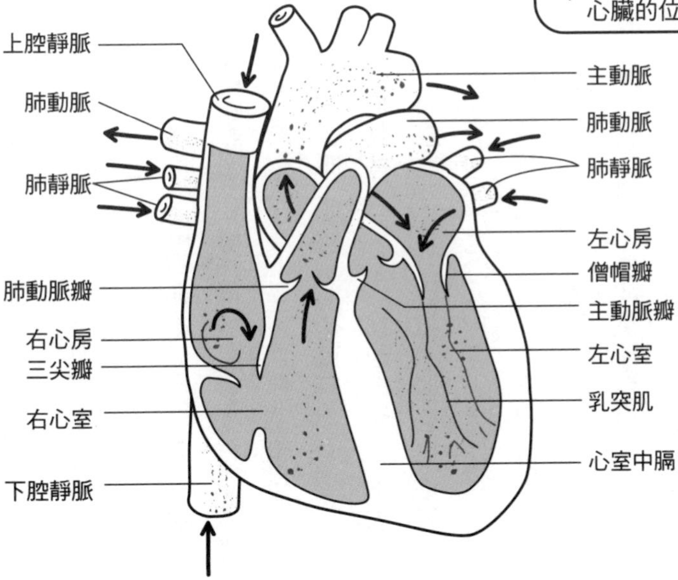
上腔靜脈
主動脈
肺動脈
肺動脈
肺靜脈
肺靜脈
左心房
僧帽瓣
肺動脈瓣
主動脈瓣
右心房
左心室
三尖瓣
乳突肌
右心室
心室中膈
下腔靜脈

室收縮與擴張，也就是依幫浦作用而開閉，以調整血液流動。

至於與心臟連接的血管，包括和右心房連結的上腔靜脈與下腔靜脈、和右心室連結的肺動脈、和左心房連結的肺靜脈、和左心室連結的主動脈。

血液循環系統

從心臟輸出至全身的血液，首先從左心室通過主動脈瓣流向主動脈，最後經由上腔靜脈或下腔靜脈回到右心房。這一流動稱為大循環或體循環。

從主動脈流出的血液循序流向微血管，氧氣及養分在此傳遞給細胞，再將二氧化碳及老廢物質帶回心臟。送出的動脈血為鮮紅色，送回的靜脈血則因含有二氧化碳而呈暗紅色。

回到右心房的血液便進入右心室，然後因為右心室與左心室同時收縮，讓三尖瓣關閉而肺動脈瓣開放，血液流入肺動脈。接著血液從細的肺動脈進入肺泡周圍的微血管，在這裡釋放二氧化碳，吸收氧氣。飽含氧氣而變為鮮紅色的血液集合於肺靜脈，再度流回左心房。這一由右心室到肺再回到左心房的流動，稱為小循環或肺循環。

回到左心房的血液，進入左心室，再傳送至全身，開始另一次體循環。全身血液循環一次的時間不超過數十秒。

心臟的幫浦作用

血液循環不可缺少心臟的幫浦作用。左、右心室同時強力收縮，讓血液得以送出；而收縮結束時心臟內壁的肌肉鬆弛，血液從心房流向心室，此時心室會擴大，這個狀態稱為心臟擴張。

心房也會收縮，但若與心室相比，只擔負血液循環全體十五％～二○％程度，是輔助的角色。

心室的收縮、擴張以及瓣膜防止逆流這一整個運作過程，就稱為心臟的幫浦作用。

成人安靜狀態時，心臟一分鐘收縮六十～八十次（五十～一百次也屬正常），稱為心臟的搏動。

心肌的運作

幫浦作用是靠心臟肌肉運作所維持。心臟壁是由稱為心肌的肌肉所形成，被心包膜所包覆。心肌為了要將血液送出，必須要有強大的壓力，因此左心室的肌肉特別發達，而右心室的肌肉較薄，心房的肌肉更薄。

心肌中稱為「肌動凝蛋白」的蛋白質，利用三磷酸腺苷（ATP，adenosine triphosphate）這種

心臟的幫浦作用

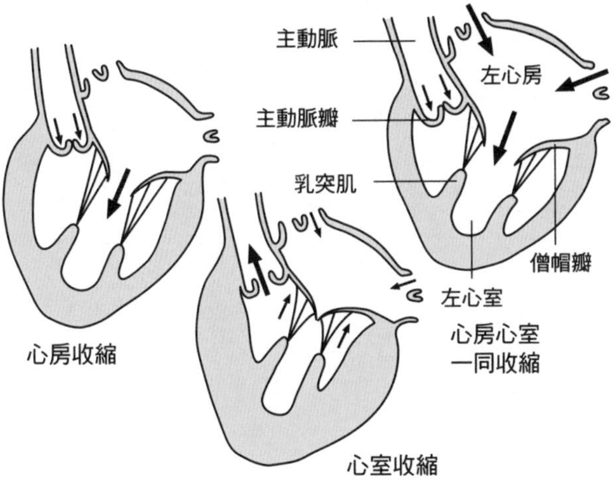

血液循環系統

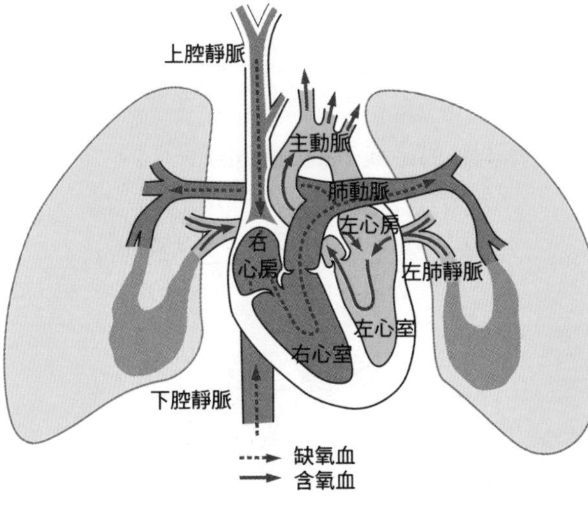

能量物質支持心肌的活動。三磷酸腺苷可以再生，但再生活動需要血液供給氧氣和養分，甚至它還能代謝二氧化碳及老廢物質。

對於心臟本身而言，新鮮的血液也有其必要。

負責輸送血液給心臟本身的是冠狀動脈。冠狀動脈分為左右兩大條，各自從主動脈的起始部位延伸出去，並且不斷地分支，分布在心肌之間構成微血管網，支持心肌的運作。

心臟搏動的系統

心臟收縮必須要規律且正常運行，而控制搏動節奏的是心臟本身製造出的電氣搏動。電氣搏動發生於心房上部的竇結（SA node），而後傳導至心房，造成最初的心房收縮。然後輸送至右心房的房室結（AV node），由房室結開始，經由希氏束通過右側束支、左側束支，再傳導給廣布在整個心室的蒲金氏纖維，造成左、右心室收縮。

傳導電氣搏動的一連串特殊細胞，就稱為搏動傳導系統。

竇結規律且正常地發生電氣搏動，如果經搏動傳導系統正確傳遞至心臟的各部位，心臟便會有固定的搏動節律。

以竇結為起點的電氣搏動，偶而會因某些理由無法傳遞至搏動傳導系統。若有這種狀況，房室結會產生搏動傳達至心室，也可能由心室本身的傳導系統細胞（蒲金氏纖維）發出搏動而產生收縮。心臟也備有當非常事態發生時的防禦策略。

心臟搏動的系統（搏動傳導系統）

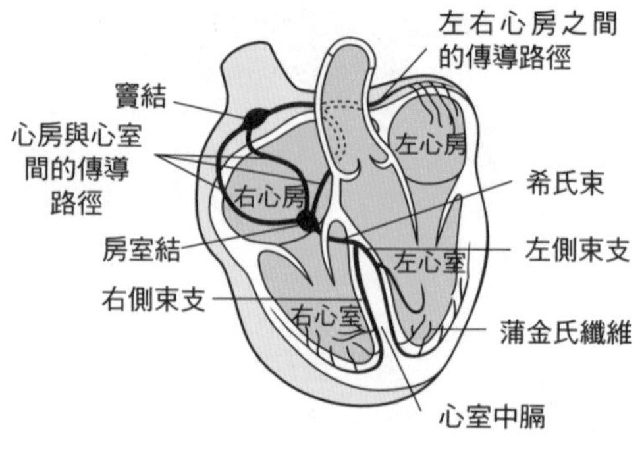

第1章

心血管疾病與動脈硬化

以缺血性心臟病為首的心血管疾病年年居國人十大死因的前三名，是常見的疾病。然而是什麼增加了患病風險，又是如何引發疾病的呢？再者，確定罹患心血管疾病時，該進行何種檢查或治療呢？如果能事先正確理解心血管疾病的相關問題，當您自身或家人罹患心臟病時，便能泰然面對。

心臟病引起的症狀及病徵

心悸與脈搏異常

正常人在跑步後、受到驚嚇或感到緊張時，能明顯感受到胸腔內心臟「噗通！噗通！」地跳動。但是心臟病及高血壓患者，即使處於一般安靜狀態，或僅是輕微移動，就會出現這種心悸的明顯感受。

心悸是指因心臟強烈搏動而能感受到規則的怦怦跳；或指心臟搏動節律產生變化時，胸部及喉頭有明顯撞擊感，胸部亦有緊縮感；或是指心臟搏動快如晨間早鐘般咚咚咚敲打的感覺；或是以上所述各種症狀交錯出現。

另一方面，心律不整（請參照第八十六頁）是指脈搏速率不規則、過速或過緩等現象。這雖然是心臟病常見的症狀之一，卻不能歸類為某種疾病，因為這也是每個正常人都可能有的日常生理現象（如部分的心搏過速或期外收縮等）。若發現心律不整的同時，還伴隨頭暈目眩、四肢無力、精神恍惚等現象，便需特別注意是否潛藏其他重大疾病。如果是主動脈瘤（請參照第一一三

測量脈搏的方法

以食指、中指、無名指測量（脈搏數參照第二十三頁）。

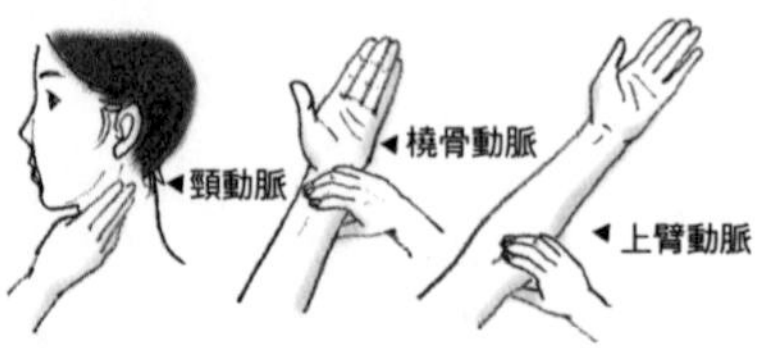

頁）及血管炎等動脈疾病，患者能感受到發生病變的動脈在搏動，但是此時脈搏卻反而顯得微弱。

僅在身體保持靜止狀態時才感覺到心悸，且脈搏數正常而規則的情況，其心臟通常沒有異狀。相反地，身體一旦動作，心跳就變得十分劇烈，甚至出現呼吸困難的症狀，便有可能是瓣膜性心臟病（請參照第八十頁）或心肌疾病、心房顫動（請參照第九十頁）等心臟疾病或心臟衰竭的症狀所衍生的問題。

陣發性心搏過速（請參照第八十八頁），是指突然感受到怦怦怦怦跳得快速而規律的心悸，而後突然又恢復正常。脈搏完全不規則且可感覺「怦、怦怦怦、怦」的跳動，大多出於心房顫動等完全不規則的心律不整問題，倘若心臟搏動長期維持不規則狀態，患者自身反而會變得無明顯感覺。

如遇到心悸發作，請記錄其發生起因、在可能情況下計算一分鐘內的脈搏數、不規則心跳及脈搏混亂的持續時間等資料，這將有助於醫師診斷。脈搏異常最正確的診斷方法，是在脈搏最紊亂的當時，以心電圖記錄其變化。

心悸若伴隨有呼吸不順及浮腫（水腫）、氣息微弱、盜冷汗等症狀時，務必保持安靜並儘快接受醫師治療。若因呼吸困難而有不安感時，立刻撥打電話呼叫救護車。

胸痛、心絞痛（狹心痛）

由心臟病而導致的疼痛感，與肋間神經痛等疾病的疼痛相異。心臟病患者

小知識

疼痛

一般來說，疼痛普遍被認為是由人體神經直接接收到物理或化學的刺激而產生，但因為肌肉或皮膚發生血行障礙而引起的疼痛也不少。

以肩痛為例，其成因可能是由於肌肉萎縮或血液循環發生障礙所導致；類風濕性關節炎引起的疼痛，除了起因於關節發炎外，血行障礙也可能是疼痛發生的原因之一。

肩痛用熱敷療法可以緩解其疼痛；而類風濕性關節炎的疼痛除了熱敷之外，藉由肩部輕度運動以促進血液循環，來排除老廢物質及引發疼痛的化學物質，也可能達到緩解疼痛的效果。

多半無法精確指出疼痛部位，疼痛點大多發生在前胸部、心窩、心臟之前或之後等處，令患者感到既模糊又深入，一般以手指按壓並不會加深疼痛感。其疼痛部位不僅發生於左胸，可能輻射至右胸、後背、肩膀、手腕、頸部、下顎等其他部位也感覺疼痛。換句話說，心臟病引發的疼痛，其發生部位及性質是多變的，患者很難明確說明。

心臟與主動脈的相關疾病均會出現胸痛，以狹心症（請參照第六十頁）、心肌梗塞（請參照第六十六頁）、肥厚型心肌病變症（請參照第八十三頁）、主動脈瓣膜症、急性心包膜炎（請參照第九十七頁）、心搏過速性心律不整等為代表病症。其中最典型的就是狹心症及心肌梗塞，這兩者同樣都有前胸壁正中央的絞痛及不適（狹心痛）的感覺。狹心症發作時間通常會持續數十秒到十幾分鐘，而心肌梗塞的發作時間則為十幾分鐘至數小時，通常反覆發作。一般而言，心肌梗塞的疼痛較強烈，還會伴隨不安感、重症感、盜冷汗、嘔吐及虛脫感。而主動脈瓣膜症或心肌炎發作時，患者同樣也有胸痛感，但疼痛時間普遍較為短暫。

急性心包膜炎發作時，患者可感受到前胸部持續性疼痛以及與心臟搏動合拍樣疼痛。主動脈瘤發作時，瘤的病灶部位會有刺痛感，而主動脈剝離（請參照第一一四頁）發作會有激烈疼痛，且隨著疾病擴散，疼痛範圍可能在數小時間從前胸部蔓延移動至頸部、後背部到腰部等，有時疼痛能持續數日。

至於與心臟病相關的疼痛，如狹心症與心肌梗塞所引起的胸痛，是由於心臟（冠狀動脈）的血液循環發生障礙所致。心臟衰竭主要是因為心臟無法提供足夠的血液至全身，加上靜脈鬱血凝滯導致血行障礙，繼而引起腳、頭、手肘、手、腰等不同部位的疼痛。

經由三溫暖促進全身溫熱，因而紓解心臟衰竭的疼痛，例子也不少。

此外，血管過度擴張而產生鬱血情況也是疼痛生成的原因之一。例如偏頭痛便是受腦血管過度擴張的影響，而長時間站立所致的腳痛是因腳部血液無法順利回流至心臟而引起鬱血。

蜘蛛膜下出血造成的

至於主動脈炎及顳動脈炎，則是病變部位有一致性連續不斷的疼痛感；主動脈竇瘤破裂（請參照第一〇二頁），前胸會有突發性強烈疼痛症狀。

至於心律不整，某些患者在脈搏紊亂中會瞬間產生一記猛烈束縛的絞縮痛感，有些患者則有針扎般的輕度刺痛，也有持續數十分鐘強烈絞痛的患者。

此外，伴隨著深呼吸及咳嗽而來的疼痛，亦有可能是屬於肺、胸膜的疾病或心膜炎等的問題。若有突發性的強烈胸絞痛症狀，並有盜冷汗及嘔吐現象，應立即呼叫救護車迅速就醫。患者若察覺自身胸痛，請記錄胸痛發作部位與性質、疼痛發生原因、持續時間、伴隨症狀以及有無脈搏紊亂等特徵，這些資料都有利於醫生診斷治療。

尿量減少及夜尿

罹患心臟衰竭的患者，因為排尿量減少，會產生浮腫（水腫）甚至呼吸困難等症狀。因此患者必須測量並記錄每日的飲水量及排尿量，以便對病狀發展作長期的追蹤觀察。患者同時應養成每日定時（例如每日晨起時）測量體重的習慣，若發現體重有急速增加的情形，就必須特別留意。

與日間排尿量相較，夜間排尿量增多，亦為罹患心臟衰竭的徵候之一，其他如高血壓及腎臟病患者同樣有夜間頻尿的問題。這種現象與服藥方式、飲食時間與飲食量也有關聯。再者，罹患攝護腺肥大的老年人，夜間排尿次數也會增加。

疼痛，除了源自於血管破裂之外，蜘蛛膜下血液淤積時，軟腦膜及硬腦膜（腦由硬腦膜、蜘蛛膜、軟腦膜等三層薄膜所包覆）的伸張亦是原因；血腫形成物理性壓迫的同時，出血伴隨周邊動脈持續痙攣使得血流量降低，同樣也是疼痛生成的原因。

呼吸不順及呼吸困難

因為心臟衰弱時血液不易輸出，會引起肺靜脈鬱血及胸水淤積，進而導致氧氣與二氧化碳不易交換，造成呼吸不順。症狀輕微時，患者在跑步、提重物或做超出身體負荷能力的運動時才感覺呼吸不順；但症狀加重時，即使患者保持安靜狀態，也會覺得身體不適。若晚上參加宴會或飲食過量，上床不久便因身體不適而無法入睡，引發需坐起且身體往前傾、肩部大幅起伏的呼吸，這情形稱為「端坐呼吸」。若此狀況持續一小時以上，則為心臟衰竭的特徵之一。即使患者僅發生過一次端坐呼吸症狀，也應接受心臟病專科醫師診察。但是這種情形需與過度呼吸症候群區別。

喘鳴、咳嗽與痰

嚴重的心臟病因為容易引起肺瘀血或支氣管炎，呼吸會伴隨沙沙或咻咻聲（喘鳴），或出現乾咳（心因性氣喘）。症狀嚴重時，咳嗽會伴隨出現痰液，甚至因微血管破裂咳出紅色或深紅色的血痰。發作情形可能數分鐘即可減輕症狀，也可能持續數小時而演變至意識不清，繼而引起突發的高血壓、瓣膜性心臟病等慢性心臟病，或是嚴重的狹心症或心肌梗塞等疾病持續發作。

呼吸困難若伴隨粉紅色泡沫痰是為肺水腫（請參照第七十八頁），需進行急救處理。高血壓或心臟衰竭患者服用血管收縮素轉化酶抑制劑或血管收縮素Ⅱ受體拮抗劑，可能出現乾咳副作用。

小知識

過度呼吸症候群（過度換氣症候群）

由於呼吸過快超出人體需求，造成體內的二氧化碳一時之間大量排泄而使pH值上升，人體偏向鹼性狀態，因此會引起頭痛、頭暈、呼吸不順、手腳或背部肌肉僵硬或麻痺，而又因身體不適以致加快呼吸，這種情形不斷反覆惡性循環，患者可能因此陷入暈厥。此時若以紙袋或塑膠袋覆住患者口鼻並呼吸，則因吸入自己所呼出的二氧化碳，體內的酸鹼值得以恢復為原有的平衡狀態。心理壓力也是造成此症發病的原因，所以若此種情況不斷重複發生，最好前往精神科或身心醫學科求診。

發紺

如果皮膚微血管的血液中，與二氧化碳結合的血紅素的量增加，皮膚會呈現暗紫色，就稱為發紺。

因為心臟衰竭或休克，導致心臟搏出的血量明顯減少，造成血流停滯，或靜脈鬱血，抑或是天氣寒冷時皮膚血液循環不佳，都會發生這種情況。尤其是在唇、頰、手腳末端、指甲等部位最為顯著。

罹患心室中膈缺損或法洛氏四合症（TOF，tetralogy of Fallot）等複雜的心臟畸形，由於心室內壁缺損破洞，造成靜脈血流向動脈，紅血球數增加，因全身動脈中缺氧紅血球增加，稱為發紺性先天性心臟病。

浮腫（水腫）

就心臟病而言，浮腫是心臟衰竭的症狀之一，多數病例出現在下肢，特別是由足部阿基里斯腱周圍開始。癱瘓患者則可能發生於後背及脅腹部。由於心臟無法自靜脈汲取足量血液，發生靜脈鬱血，腎臟血流不順，無法徹底排泄水分及鹽分，以致造成水腫。患者按壓阿基里斯腱或脛骨至腓骨處，有柔軟及凹陷感。水腫還可能出現在臉、胸、手、背、腹。由於水分會囤積於低處，因此仰躺也會造成後背水腫。不屬於疾病的浮腫，如高齡者手腳末端的輕微浮腫、長時間站立造成的浮腫、睡醒後發生的浮腫等；女性經期前後及翌朝自動消失的水腫，也多是生理現象而非疾病。

小知識

血紅素

這是與含鐵色素（血基質）結合的一種蛋白質，血液的紅色便是因此而來。由於血紅素負責搬運血液中的氧氣，倘若血紅素減少，就會形成體內氧氣不足的狀態。此時即使營養充足也不易生成能量，於是就會出現倦怠、心悸、呼吸不順等各種症狀。

休克

血壓急速且激烈下降，全身血液循環變差，膚色泛白、盜冷汗、噁心、嘴唇及手腳麻痺、意識障礙、無法排尿等症狀出現，稱為休克。因心臟病而引發的休克稱為心因性休克，容易在急性心肌梗塞、嚴重心肌炎或手術後併發。不論由何種原因引發，由於這是最嚴重的狀態，有緊急送醫治療的必要。

暈厥

過度緊張、興奮，或在戶外長時間站立等時候，由於血壓下降，血液循環無法徹底傳送至腦部，便會發生短暫的暈厥現象。腦貧血則是心臟搏動急速停止或變得極端微弱，並有顯著的血壓下降情形。至於由心室性心搏過速、心臟傳導阻滯等嚴重心律不整造成反覆暈厥，稱為「亞當—史托克症候群」（請參照第九十四頁），必須住院治療。

頭痛與頭重感

頭痛與頭重有各式各樣的起因，與心臟相關的頭痛是心搏數劇減導致流向腦部的血液減少所引發。也可能是治療或預防狹心症發作的藥產生的副作用，這種頭痛服用阿斯匹靈有一定程度的抑制效果；若頭痛程度嚴重，請停止服藥，並檢查是否有青光眼（綠內障）。

噁心與嘔吐

除了腦中風與心肌梗塞引發之外，也可能是強心劑所產生的副作用。

小知識

心室中膈缺損（VSD，ventricular septal defect）

這是一種先天性心臟病，因為心臟的左右心室間壁未完全閉合，當心臟發育停止時，間壁便呈有洞穴的狀態。動脈血會經由這個洞穴從左心室流入右心室，因而造成心臟過多的血量負擔。若洞穴很小，則可能隨著人體發育成長而自然癒合；但洞穴若離心房太近且過大的時候，則可能有僧帽瓣斷裂、血液從心室往心房逆流的情況發生，這種情況就必須接受手術。

發熱

心肌炎、心膜炎等感染症或心肌梗塞等急性心臟病所引起。若持續發熱且原因不明，可能是感染性心內膜炎（請參照第九十八頁），需接受精密檢查。

其他症狀

●靜脈鬱血與擴張

心臟功能低下時會引發鬱血，以及頸靜脈、舌頭內部靜脈（舌下靜脈）、手腳靜脈等明顯擴張的現象。

●腹部膨脹與食欲不振

心臟衰竭會造成肝與胃的鬱血及腹水，導致腹部膨脹、喪失食欲、消耗變激烈等。強心劑等心臟病藥會使食欲減退，身體衰弱後藥物便引起胃腸障礙。

●耳鳴

許多耳鳴的原因不明，但高血壓及動脈硬化性疾病常產生耳鳴。若耳鳴伴隨聽力減退及頭暈，請求診耳鼻喉科。

●腹痛

心臟衰竭可能引發肝臟鬱血而造成右上腹疼痛，或腹部血栓症引起急性腹痛，或心肌梗塞發作引發胃腸障礙。

●手腳疼痛

血栓流動栓塞手腳動脈，末梢便會因為血流停止而疼痛。間歇性跛行患者也會因長時間步行造成足部動脈血流不良，繼而引發下肢疲倦或疼痛。

●杵狀指

手足的指尖變得肥厚，指甲呈現圓形鼓脹，常見於有發紺症狀的先天性心臟病、心內膜炎、慢性呼吸道疾病等。

小知識

法洛氏四合症

這是一種先天性心臟病。包括四種心臟畸形狀態：將靜脈血由右心室送往肺部的肺動脈太狹窄（肺動脈狹窄），心室中膈缺損及右心室肥厚擴大，還有主動脈形成跨越心室缺損的狀態（主動脈跨位）。罹患此症的嬰兒出生後不久容易出現發紺症狀，因此有接受手術的必要。

心血管疾病的檢查與診斷

問診與診察——決定是否進一步檢查的參考資料

問診大多是要探知患者最初的自覺症狀，因此患者詳細而正確的表達十分重要。

以胸痛為例，包括何時發作、發作時機、疼痛部位、疼痛型態、疼痛持續的約略時間、屬於連續性或斷續性、誘發因素、疼痛之外的伴隨症狀等，倘若患者都加以記錄，便容易向醫師說明。如果有緊急用藥亞硝酸甘油片，是在何種狀態下服用，也可向醫師說明效果。

此外，是否目前同時罹患動脈硬化、高血脂症、高血壓、糖尿病等與心臟病密切相關的疾病，或懷疑罹患其中一種，或過去曾經罹患過，或血親曾經罹患過等，也可以向醫師說明。若目前正接受藥物治療，務必要將藥名與使用量、有無手術經驗、是否飲酒抽菸等要點詳細加以說明。這些都能讓醫師當作診斷的參考。而診察則有視診、觸診、聽診、胸部扣診、腹部觸診等方式。

若醫師確實執行上述的問診與診察，大致上便能決定診斷與治療方針，

小知識

視診、觸診、聽診、扣診

對於循環系統的診察，測知生命徵象為首要之務。

就視診而言，觀察皮膚顏色、推定血流分布是第一要務，藉由患者有無意識、活動是否順暢等，能檢知身體各部的功能。

觸診必須診察動脈的搏動或靜脈的擴張，包括全部能探測到脈搏的部位——手腕、頸部、鼠蹊部等。也要觀察皮膚溫度、發汗狀態。於胸部測

再經過數項詳細檢查後，便能確認出結果。雖然問診少也可以靠著多做檢查來下診斷，但醫師應該重視患者的希望與自我決定權。

血壓測量——探察是否罹患與心臟病密切相關的高血壓

由於高血壓會造成心臟病惡化，因此檢查血壓在正常範圍或偏高也相形重要。不過有些人在醫療院所測量時，血壓會因緊張而升高，這種情況稱為「白袍高血壓」。患者若有家庭用血壓計，也可以先在家自行測量，再提供數據供醫師參考。

血液檢查——藉以獲得心臟病風險的相關情報

透過血液檢查可掌握全身的健康狀態，也能得到心臟病風險的相關情報。

如果紅血球或血紅素數量偏少，可能是貧血；而白血球數量與血清中的C反應蛋白（CRP，C-reactive protein）增加時，則有心內膜炎的疑慮。此外，當患者的血糖值過高時，可測量其空腹時的血糖值或血紅素A_{1c}，診斷是否罹患了糖尿病。

心電圖檢查——記錄心臟的電壓，是心臟病不可缺少的檢查

心電圖由身體表面接收心臟收縮時發出的微弱電壓並予以記錄，通常經由十二處電極來記錄。

當心電圖中發現有一個波形異常，立刻能夠診斷出可能是心律不整、心臟肥大或心肌梗塞等疾病，因此反覆進行檢查以比較心電圖的波形變化，就相當重要。

量心臟搏動或雜音聲響，膨脹、壓痛部位則輕輕觸診；於腹部測肝臟的鬱血或壓痛、主動脈或動脈瘤的搏動等。再者，測定心臟的搏動、脈搏或血管的擴張等，以及確認血流狀態、有無浮腫，也很重要。

聽診則使用聽診器，於胸部可探知心音異常或心臟衰竭，是否有瓣膜性心臟病的雜音或心雜音等，並了解呼吸音是否異常，仔細測量頭部或腹部血管是否有雜音。

扣診是輕敲患者胸部，以測定心臟是否變大，是否有胸水及腹水堆積，以及肝臟是否變大。

小知識

C反應蛋白（CRP）

健康的人血液中存有

即使是正常的波形，如果與過去的波形紀錄相比較有所不同，就有可能是異常的表現。相反地，就算出現異常的波形，經由定期的測量後，若總是出現相同的情況，也可以說並沒有問題。狹心症或心律不整的患者，在無發病期間進行心電圖檢查，幾乎不會有異常的波形紀錄。因此，就算照過一次心電圖而沒有發現異常情況，並不能斷言就沒有罹患心臟病。

也就是說，心臟病發作當時是患者測量心電圖的最佳時機，儘可能予以測量是最好，但這種機會可遇不可求，因此要靠一定的運動誘使病情發作，進行運動心電圖檢查。若患者懷疑有勞動性狹心症，就不可缺少這項檢查。運動心電圖檢查的方式，包括階梯升降的複次階段心電圖檢查、在移動型履帶上走或跑的履帶式心電圖檢查，以及踩自行車踏板的自行車式心電圖檢查等。

此外，也有將攜帶型的心電儀器裝置在患者身上，能二十四小時記錄患者心電圖的「霍特氏心電圖」，來測量短時間內可獲控制的心律不整或狹心症，以及夜晚或清晨發作的異型狹心症等。

運動心電圖檢查（複次階段心電圖檢查）

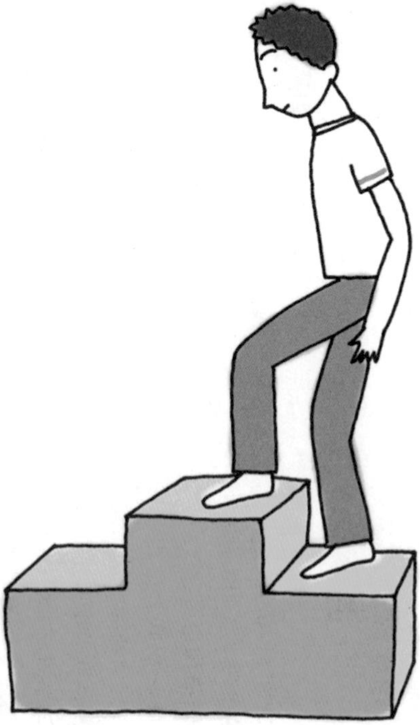

微量的CRP，可是人體一旦發炎，在十二小時內CRP就會急速增加。因此，CRP也被用來作為推測人體是否發炎的指標之一。

近來更藉由檢查高敏感度CRP值來判斷人體是否有動脈硬化現象及發炎的情形。

標準的十二導程心電圖

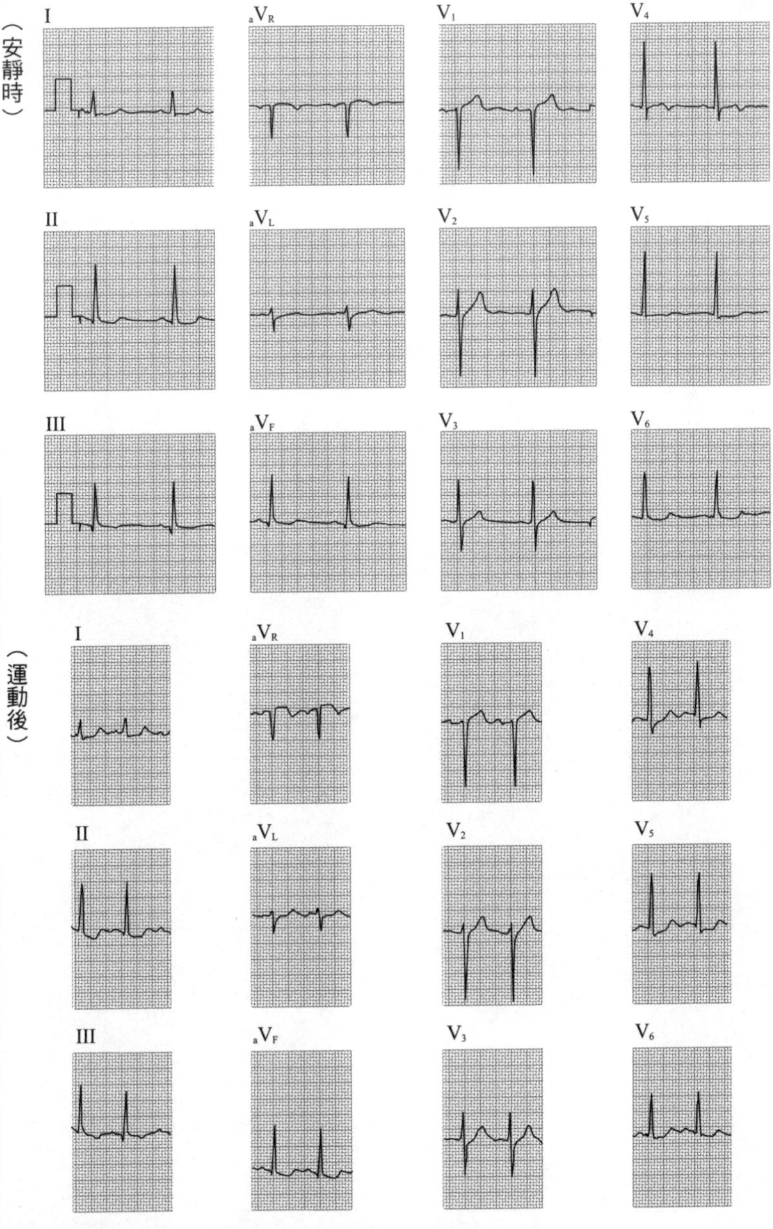

上面 3 段是安靜時的心電圖，下面 3 段是運動後的心電圖。
運動後因為脈搏增加，波紋的間隔變短。

胸部X光檢查——檢查心臟大小、主動脈的粗細等

有源自高血壓或瓣膜性心臟病引起的心臟肥大或擴大、心臟衰竭導致肺鬱血等問題時，都可以藉由X光檢查檢驗出這些疾病。另外還可藉由X光檢查取得主動脈的粗細、胸部主動脈瘤、心室瘤等各種資訊。

心臟超音波檢查——不增加患者負擔的影像檢查

利用人耳聽不見的高音頻率轉化為影像來做檢查，於心臟病的診斷上不可或缺。此法的優點在於對人體不造成影響，而且方便執行。

根據心臟超音波檢查，能夠檢驗出心臟大小、心臟肥大部位與心肌的厚度、心肌的收縮狀態、心室壁的活動、

胸部X光檢查（正面）

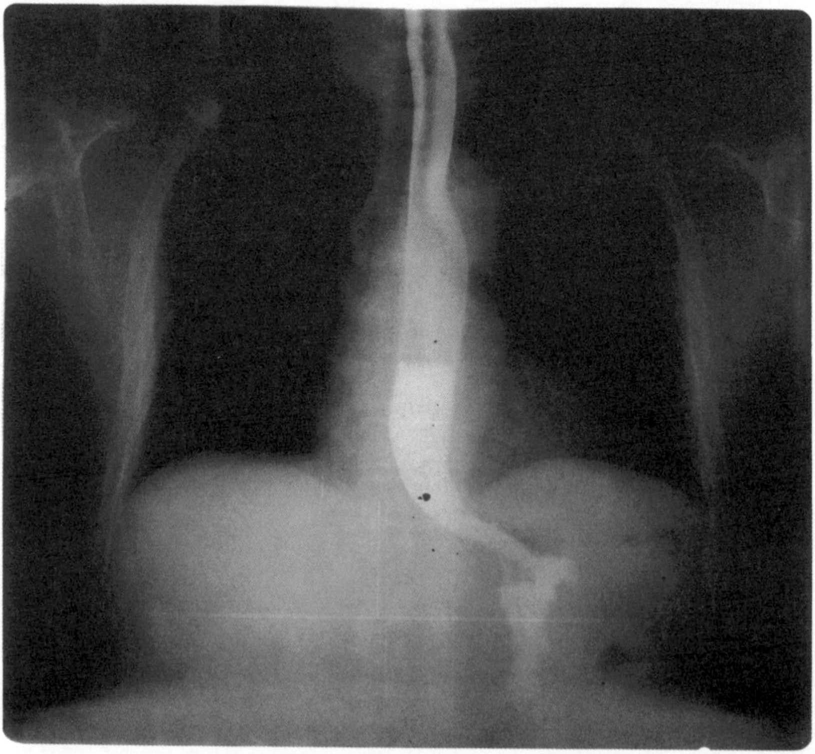

瓣膜的活動等狀況，所以經常用於診斷心臟負荷程度或心臟衰竭的狀態、心肌梗塞或缺血部位、瓣膜性心臟病、先天性心臟病等。

心導管檢查——以細管進入血管觀察血管內部

自大腿腹股溝或手臂插入導管（細管）進血管中，做血管或心臟內部狀態的檢查。此法可測定血管或心臟內部的血壓、心輸出量等狀態，注入顯影劑後可對大血管或心臟內部狀態作連續攝影（心血管攝影），並偵測冠狀動脈有無狹窄及狹窄程度（冠狀動脈攝影）。

因為能夠從內部觀察特定的血管狹窄部位與狹窄程度，對缺血性心臟病是項重要的檢查。但是，此項檢查可能對血管造成傷害，或引發合併症，因此是

心導管檢查

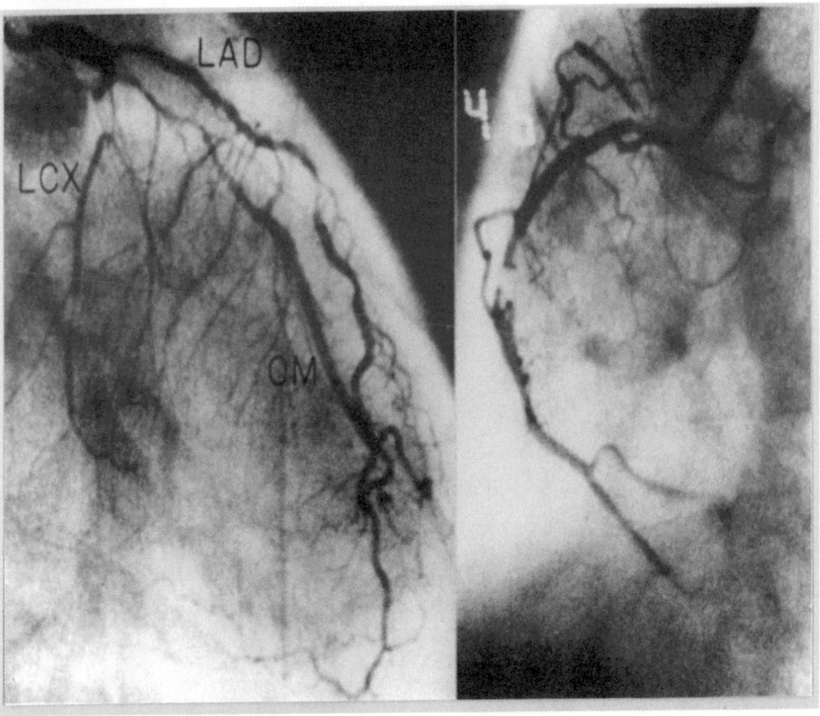

可以藉此確認有幾處嚴重的狹窄（可看見類似斷裂的部分）。

否真有檢查必要，患者應先接受詳細的優點與風險說明，同意之後再予執行。另外，使用電極導管記錄心臟各部位的電位來給予電氣刺激以進行電氣生理學檢查的方法，這是為了調查心律不整狀況而做的檢查。

核子醫學檢查——利用放射性同位素調查缺血狀態

這是將放射性同位素（發出放射線的元素中性質相同但重量不同者）鉈（thallium，T1）、鎝（technetium，Tc）等置入血管內，由體外測定並記錄心肌各部血液的打入與搏出量的檢查。此法運用在判定缺血性心臟病的診斷及嚴重程度，常用於心電圖無法發現異常的情況。若是為尋找心肌缺血部位而執行的檢查，稱為心肌血流灌注掃描。

其他檢查——若有意願，請洽詢熟練度高的專科醫師

近來新問世的檢查方法中，也有對身體負擔較少卻可以取得多樣資訊的檢查項目。

只是這些檢查可能僅限部分醫療院所執行，或不適用於健保範圍。民眾若有意願，請洽詢熟練度高的專科醫師，如果在接受醫師充分說明後仍同意者，再進行檢查。

●核磁共振攝影檢查（MRI）

這是一項利用磁場原理從各個方向來呈現出影像的檢查。用於心血管檢查上，可藉此拍攝出心血管的立體形狀。常用以診斷心肌梗塞的左心室壁的運動異常、先天性疾病的異常部位或缺損的破洞等。

小知識

心臟肥大與心臟擴大

心臟肥大是指心肌壁變厚，心臟擴大則是指心臟內腔（心室、心房的容積）的尺寸變大。要判斷心臟擴大，是取胸部的X光正面照觀察胸廓寬度與心臟寬度的比例，一般超過五〇％就會診斷為擴大；胸部X光側面照若顯示心臟後緣有膨脹，也能推定是心臟擴大。

●電腦斷層掃描檢查（CT）

利用電腦及X光組合成的電腦斷層掃描，是將人體以切面方式顯像的檢查法。心血管疾病通常還沒有到使用CT檢查的程度，但多使用於主動脈瘤、血栓等的診斷。近來還有使用多臺X光偵測器，於短時間內掃描出更多斷面的多切面電腦斷層掃描檢查。

●正子放射斷層攝影（PET）

注射含放射性同位素的特殊葡萄糖藥劑入體內，藉著檢查其發生的結合與代謝方法，以判斷顯示惡性腫瘤特徵的細胞是否存在、細胞利用氧氣的程度，以及細胞的生死等情形。

●體表面心臟電位圖

記錄由胸圍體表面約一百處所誘導的心電圖，使用在診斷心律不整。

腦部 CT 檢查影像

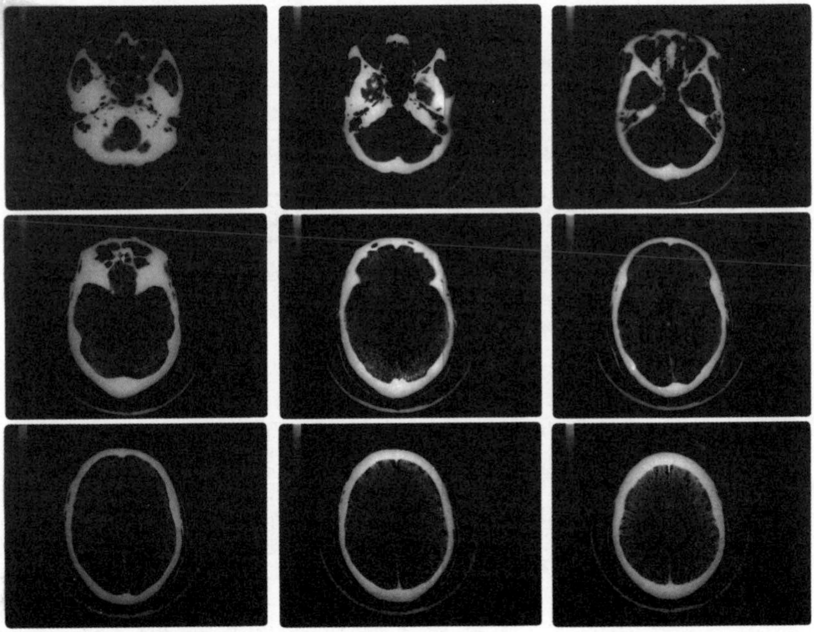

可顯現出腦部切面狀態。

●心室後勢電位（Lp）

以體表面心臟電位圖用「信號平均法」來處理並記錄，用於診斷心律不整。（對診斷急性呼吸窘迫症候群或Brugada氏症候群有效）

●三度空間立體非螢光構圖系統（CARTO-NOGA系統）

導管利用磁場將所在位置做立體且詳細記錄的裝置。在進行導管檢查的時候，導管前端的推進位置裝載導航功能的裝置。此法用於診斷心律不整與缺血性心臟病等疾病。

●血管內超音波、血管內視鏡檢查

在血管內置入超音波探針或攝影機，以觀察血管內部與血管壁的檢查。執行支架置放術與氣球擴張術時，能藉此直接由血管內部調查是否正確執行。

心肌血流灌注掃描（牛眼圖）

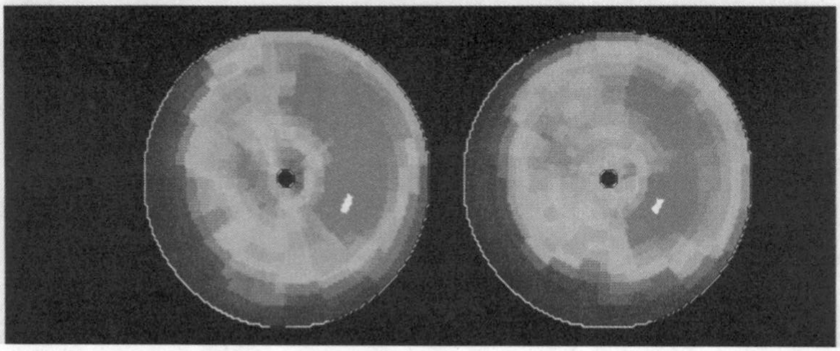

運動當中（左）與運動4小時後的變化。

小知識

多切面電腦斷層掃描

一般的電腦斷層掃描是以一列偵測器旋轉一次作一張切面攝影，但多切面電腦斷層掃描可以用數列偵測器一次進行多張切面攝影。由於一次可拍攝多張切面的緣故，因此患者暴露在X光下的時間非常少，再加上切面厚度變薄的原因，可以得到更清晰的影像。現在也已經使用一次能拍攝六十四張切面的機器，可用來確認冠狀動脈的狹窄情況。

血液檢查的標準值

			標準值	
血液一般檢查		白血球數	35～90	10^2/μl
		紅血球數	♂420～570 ♀380～500	10^4/mm^3
		血紅素	♂13.5～18.0 ♀11.5～16.0	g/dl
		血球容積比	♂40.0～52.0 ♀33.0～45.0	%
		平均血球容積（MCV）	83～93	fl
		平均血紅素（MCH）	27～32	pg
		平均血紅素濃度（MCHC）	32～36	g/dl
		血小板數	13.0～37.0	10^4/mm^3
	白血球分類	嗜鹼性白血球	0～3	%
		嗜酸性（嗜伊紅性）白血球	0～5	%
		嗜中性白血球	37～72	%
		帶狀球	0～7	%
		葉狀球	37～65	%
		淋巴球	19～49	%
		單核球	2～11	%
肝膽脾腎功能		GOT（AST）	～35	IU/l
		GPT（ALT）	～35	IU/l
		乳酸脫氫酶（LDH）	～230	IU/l
		鹼性磷酸酶（ALP）	～340	IU/l
		γ-GTP	～55	IU/l
		總膽紅素	～1.1	mg/dl
		直接膽紅素	0.0～0.4	mg/dl
		間接膽紅素	0.2～0.7	mg/dl
		膽鹼酯酶（Ch-E）	300～750	IU/l
		總蛋白（TP）	6.5～8.0	g/dl
		白蛋白（ALB）	4.0～	g/dl
		A / G比（白蛋白與球蛋白比）	1.3～2.0	
		硫酸鋅混濁反應（ZTT）	～12	KU
		麝香混濁反應（TTT）	～4	U
		澱粉酶	50～200	IU/l
		尿素氮（BUN）	～20	mg/dl
		肌酸酐（Cr）	♂～1.1 ♀～0.8	mg/dl
尿酸		尿酸	～7.0	mg/dl
醣類代謝、脂肪代謝		血糖（空腹時）	～99	mg/dl
		血糖（飯後120分）	～139	mg/dl
		血紅素 A_{1C}	～5.6	%
		尿糖（空腹時）	陰性（－）	
		尿糖（飯後60分）	陰性（－）	
		尿糖（飯後120分）	陰性（－）	
		胰島素（0分）	2.2～15.3	
		總膽固醇	140～199	mg/dl
		高密度脂蛋白膽固醇（HDL膽固醇）	40～	mg/dl
		低密度脂蛋白膽固醇（LDL膽固醇）	70～159	mg/dl
		三酸甘油脂	～150	mg/dl

＊標準值會因檢查方法與醫療院所不同而有差異。

●心房利鈉尿胜肽（ANP）與腦利鈉尿胜肽（BNP）

ANP是心房分泌的物質，BNP則是由心室所分泌。由於在心肌缺血狀態時ANP與BNP會增加，因此可當作缺血性心臟病的標的物。

症狀 Q&A

Q 從心窩下方到喉嚨的範圍感覺不舒服

我想可能是自己五十歲以後工作太忙碌的緣故，有時從心窩下方一帶開始直到喉嚨這一範圍，會有壓迫的痛苦感覺。但因為忙的時候症狀會暫時消失，所以我一直放任沒去理會它，請問這是心臟病的徵狀嗎？

A 問題在於症狀的持續時間。

心臟病發作的時候，疼痛強度與疼痛情形固然重要，但症狀持續的時間長短更是重點所在。例如疼痛若持續三十分鐘以上，可能是輕度心肌梗塞，此時以心電圖來測量便能夠加以診斷。若心電圖顯示無異常，則胃或食道疾病的可能性就會增加。如果是飯後不久就躺下，並且發生上述的症狀，而疼痛又持續三十分鐘以上，極可能是逆流性食道炎。因此若再發生相同症狀，請正確記錄疼痛持續多少分鐘。

由於受到書本描述或電視節目中所見內容的影響，患者多半只是回答「大約X分鐘左右」，這點要特別注意。若症狀發生好幾回，最好試著以手錶正確測量發作時間長與短的兩種情況。

再者，症狀是在早晨、中午或傍晚發作，是身體在動作時、開會中或睡眠時發作，以及發作時的狀況等，也都必須記錄下來。若能知道發作狀況與症狀的持續時間，醫師就能下更正確的判斷。

也許患者會覺得很麻煩，但因為狹心症是有自覺症狀的疾病，不論是診斷或治療，首先都要從正確掌握患者的自覺症狀開始著手。

Q 五十五歲左右開始的胸痛與心臟病的關係如何？

自從五十五歲左右開始，胸部會感到尖銳疼痛，偶而還有刺痛的感覺，雖然不至於到痛苦的程度，但請問這與心臟病有關係嗎？

A 請確認疼痛發作點及疼痛的持續時間。

一提及胸痛，就會讓人想到心臟病，特別是許多人會聯想到狹心症。實際上，發生胸痛的原因有許多種，大致是以疼痛部位與持續時間當作區分的指標。

首先，以疼痛的部位來說，如果可以指出「這裡痛」的特定部位疼痛的情況，應該不是心臟問題，極有可能是由肋間神經痛、帶狀疱疹、支氣管炎、胸膜炎、咳嗽引起胸部肌肉拉傷等所引起。疼痛部位通常是在離胸壁近而淺的位置，而且一按壓就會有疼痛感。

如果是心臟病導致的疼痛，較難指出特定的疼痛部位，一般會表達是「胸部深處的疼痛」、「像壓迫般的痛苦」。

至於以持續時間而言，以秒為單位反覆發作的短暫陣痛是心律不整所引起；若以分為單位，則有可能為狹心症。若疼痛持續數小時，甚至持續一整天，則為心臟神經官能症或肌肉痛的可能性很高。

Q 嘴唇呈紫色，這與心臟病有關嗎？

我的唇色接近紫色，若不塗口紅加以掩飾，就會常被旁人問「妳的心臟不好嗎？」這樣的問題，但除此之外，我並沒有任何心臟病的症狀，請問還是要去醫院接受診察比較好嗎？

A 五十歲以上的人風險增加，務必要接受診察。

就如皮膚顏色因人而異，嘴唇顏色也是每人各有不同，但若是到了中老年時唇色才轉為暗色，最好接受一次健康檢查以確定原因。

以我身為心血管專科醫生的經驗來判斷，由嘴唇呈暗色可推測出發問人有抽菸的習慣。這樣的人如果同時擁有高血糖值、肥胖等危險因子，發生心肌梗塞的風險極高。

即使外表看起來沒有很胖，但腰圍肥厚、血壓高、醣類與脂質代謝異常等因素相加在一起的狀態，稱為「代謝症候群」（metabolic syndrome）（請參照第一七八頁）。

代謝症候群會大幅增加罹患心肌梗塞、腦中風等疾病的風險，因此近年來備受世界各國密切關注。就代謝症候群來說，內臟脂肪多寡是其中一項診斷指標，一般以肚臍高度的腰圍來測量，男性在九十公分以上，女性在八十公分以上，另外在高血壓、高血糖、高血脂症中有兩項以上符合（詳細診斷標準請參照第一八〇頁），請接受診察。

此外，抽菸或每天都飲酒過量也對心臟有害；加以步入中老年，可能會遭遇到配偶死亡或轉業、搬家等對精神和心理極大的壓力，都會增加發病的風險。除了尋找適合自己的壓力排解之道外，同時務必定期接受健康檢查。

檢查與診斷 Q&A

Q 心肌病變與心臟異常有什麼不同嗎？

經由綜合健康檢查，我被診斷出有「心肌病變」的症狀，請問這與「心臟異常」有何不同？或兩者是相同的呢？

A 是完全不同的病名，不需要治療。

心臟異常是指包含先天性的形狀異常、發生心肌梗塞後產生的異常，以及心律不整等功能異常，廣義來說含括心臟全體的異常症狀。

至於心肌病變是心電圖檢查發現異常狀況而由此判定，一般亦稱為「心肌傷變」。心肌病變是指心肌——也就是心臟壁（主要為心室壁）——在運作上可看出異常的狀態。其原因包括心肌炎、缺血、心臟肥大伴隨的纖維化等多種疾病。

心電圖是經由放置在身體的電極捕捉心臟所發出的微小電壓而記錄下來的波形。心臟節律細胞的週期興奮是由稱為傳遞纖維的收縮肌肉細胞從心房傳到心室，個別的細胞在收縮前產生電興奮，並藉著此興奮引發收縮，若此興奮在恢復過程中發生異常狀況，一般就稱為心肌病變。

但是，通常判定心肌病變時，

會將其中如缺血性心臟病或心臟肥大等明顯需要治療的疾病排除在外。因此，一般稱為心肌病變的情況，就是指在此之外其他不平常或不需要治療的範圍（但要觀察、要做精密檢查等）。

不過相對來說，即使在健康檢查時拍攝的心電圖顯示為正常，也不能斷定「心臟無異常」。

Q 健康檢查所謂的「觀察經過」是什麼意思呢？

我在約十年前做健康檢查所照的心電圖，得到「心肌病變」或「心肌傷變」的診斷意見，被醫生判定「要注意日常生活及觀察經過」。具體來說，我要注意什麼，又應該觀察什麼呢？

A 思考疾病原因，要注意疾病惡化。

持續十年的觀察經過，若總是得到與心電圖所見相同且穩定持續的結果，大體上就無需擔心。若前一年的心電圖曾出現異常的波形，而隔年卻沒有，這種情況應該也沒有問題。

除了心律不整或心臟肥大、心肌梗塞等會出現典型的異常波形之外，單只靠著照一次的心電圖，並不能斷定有無心臟病。

因此，心電圖的波形若出現異常的情況，就應該考慮其原因及全身的症狀變化，所以觀察經過自有其必要。

心電圖發生異常的原因，首先可以考慮與用餐內容或運動、神經緊張、興奮、體溫變化等生理狀態相關的事項。

例如飯後測出有異常的情況，而飯前檢查無異常的話，就沒有問題。由於飯後心跳數或血壓值會上升，飲食的內容則會改變血液中鉀或鈣的濃度，血液的pH值也有了變化，如此心電圖就會出現異常的情形。

真正有問題的情況是，長期觀察經過之後，目前的波形與過去的波形相較有不同的情形，狀況時好時壞，心電圖的結果並不穩定，異常情況逐漸明顯地變壞。

罹患感冒之後，從心電圖也能

確認出異常的狀況。發生心肌病變最有可能的原因是感冒病毒附著於心臟而引起的心肌炎。殘存高數值C反應蛋白（請參照第四十三頁）的重感冒，可能會引起心肌病變，甚至到心臟衰竭的地步。

即使每年趁健康檢查之便拍了心電圖，但測量後若放著報告不去注意，就不能說其檢查結果具有價值。因為心電圖等的檢查結果，受檢者最好保存五年，若日後的心電圖有變化，就可以與前次的心電圖報告做比較分析，並讓醫師診斷是否存在著令人憂心的變化。此外，若患者有自覺症狀，而醫師也提出受檢者有應注意的部分，最好在三個月之內重複做心電圖紀錄，若有顯著變化，請接受心臟超音波等精密檢查。

Q 靜態心電圖有異常現象，請問我可以運動嗎？

經由綜合健康檢查的結果，發現我的心電圖有異常現象，但在進行運動心電圖的檢查時，於安靜狀態下顯示異常，卻沒有在運動心電圖發現任何異常狀況。若有這種情形，還可以從事打網球或滑雪等運動嗎？

A 讓自己的運動負荷量達到極限，再做心電圖檢查。

最重要的是，做運動心電圖時顯示無異常的運動負荷量，其運動量是否與打網球或滑雪的負荷量相等。事實上，網球和滑雪都屬於相當激烈的強烈運動。

進行負荷試驗時，當心搏數在一三〇／分以上，血壓升至一八〇mmHg以上的負荷，此時的運動心電圖才有心臟負荷之變化發生。

此外，六十五歲以上的人，原則上禁止會使呼吸紊亂甚至喘不過氣的運動。拚命去達成與年輕時相同程度的運動是自我毀滅的行為。

為了獲得運動的快樂，應該事先決定自己的脈搏與血壓的上限。血壓高的人，有可能立即引發動脈硬化的危機，因此若進行激烈的運動，血壓會上升得更多。在您與醫師商談「因為想打網球」等話題之餘，請進行適當負荷的運動負荷實驗，以決定運動時不會發生危險的心搏與血壓的上限。

平日做到上限七、八成程度的運動量即可。特別是「A型性格」這種個性過於認真的人，由於其抱持的自我主張有演變成自殺行為的危險性，因此請決定脈搏和血壓的上限，並且小心控制。

健康加油站

定期健康檢查的有效活用法

為了早期發現是否有以心臟病為主的各種生活習慣病

● **理解健診涵義，每年診察一次**

定期健康檢查，能早期發現以心臟病為主的各種生活習慣病等潛藏疾病，因此務必接受檢查。定期接受健康檢查，便可以掌握身體的變化。

● **冷靜判斷標準值、異常值**

只要加以注意，最後就能達到標準值的基準。即使比標準值稍微高了些，也不能馬上判定為異常。

● **要進行到最後階段的檢查**

依據定期健康檢查的結果，可能醫生會提出再檢查或做精密檢查的建議，不要輕忽，應當接受最後階段的檢查。

● **若發現有疾病，馬上接受治療**

對於檢查結果有疑問或有令人在意之處，應尋求醫師說明。再檢查或精密檢查之後若發現異常，請即刻接受治療。

● **檢查結果與前次的結果做比較**

將此次檢查結果與自己保管的以前檢查結果相比較，若能早期發現疾病，就能藉由改善生活習慣來改善病情。

● **有效改善生活習慣**

檢查結果務必告知家人，因為健康管理以及改善飲食及運動等日常生活習慣，都需靠家人協力來達成。

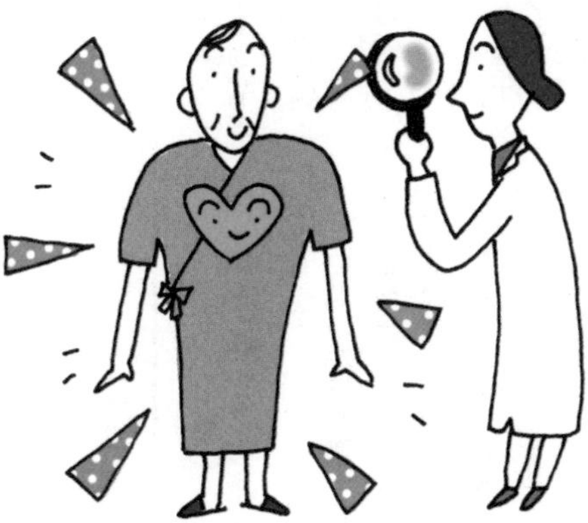

心臟的疾病與動脈硬化

一旦上了年紀，無論是誰動脈都會硬化

常言道：「人體老化就從血管開始。」人一旦上了年紀，臉部的皺紋及黑斑會增加，而血管也會隨著年齡增加而出現變化，這種變化發端的例子便是動脈硬化。

動脈硬化的意義如字面所示，是動脈失去彈力、張力而變硬的現象。從心臟送出的血液需要一定的壓力（血壓）來送達全身，為了承受這股壓力，以及令血液順暢流動，動脈本身必須具有強度及彈力。但是伴隨年齡增長，動脈會失去了彈性，纖維細胞或膽固醇存在使得血管粥狀石灰化情形增加，導致動脈硬化，甚至脆裂。

一般來說，健康男性從三十五歲左右、健康女性從五十歲左右，動脈開始硬化。男性與女性所以有差別，在於女性有「雌激素」這種女性荷爾蒙，對動脈的彈性有保護作用。但是，一旦女性停經之後，雌激素分泌減少，保護動脈的作用也會隨之消失，和男性一樣出現動脈硬化的情況。男性到五十歲可見的

小知識

雌激素

又稱為動情激素，是由卵巢所分泌具代表性的女性荷爾蒙。雌激素具有控制月經的週期，以及為了使受精卵著床而促進子宮內膜增厚等作用。它不僅與月經和懷孕等事項相關，另外還包括其他各種功能，例如已知能保持皮膚與黏膜潤澤、維護骨骼的健康狀態、防止動脈硬化持續進行等。

狹心症或心肌梗塞等病症，女性自五十五歲左右起也有罹患率增加的現象，便是由於這個原因。

因此，雖然與年齡相應的動脈硬化並不是每個人都會有的疾病，但是一旦硬化的程度轉為嚴重，血液通過的動脈內腔管徑變得狹窄，因而阻礙血流通過，便會引起各式各樣的疾病。

例如，供應心臟血液的冠狀動脈若發生血流障礙，便會引發狹心症或心肌梗塞；腦動脈發生血流障礙，便會引發腦中風；血流障礙若發生在腎臟動脈，便會引發腎硬化或腎衰竭；發生在末梢動脈，則可能引發閉塞性動脈硬化症（ASO）。

關於動脈硬化，於第一〇六～一一二頁將會有更詳盡的說明。

起因於動脈硬化的代表性疾病是缺血性心臟病

只要人活著，心臟就無休止地持續輸送血液至全身，因此經常需要大量的氧氣及養分。冠狀動脈負責輸送血液給心肌，由於冠狀動脈血流不足使心臟活力變弱並引發胸痛的疾病，總稱為缺血性心臟病。冠狀動脈的動脈硬化現象若持續惡化，便會形成血管狹窄繼而引發栓塞，以致血流不足。

缺血性心臟病大致分為有胸痛或壓迫感的狹心痛（如狹心症、心肌梗塞、居間冠狀動脈症候群）以及無狹心痛症狀（心肌缺血引起的無痛性冠狀動脈功能不全，或部分的心律不整）兩大類。但缺血性心臟病各病症間可能會轉移或合併發生其他病症，因此有時難以區別。

小知識

狹心症與心肌梗塞

狹心症及心肌梗塞都是缺血性心臟病的代表性疾病，是因為部分心肌發生氧氣不足（缺血）的現象，因而產生胸腔疼痛或壓迫感的疾病。但狹心症發作是暫時性的，如果保持安靜或使用硝酸鹽類藥物讓血流恢復正常，通常短則數分鐘、長約二十分鐘，病情就能控制。至於心肌梗塞的缺血程度嚴重，血流因此停止，由於從血流停止處至末端的心肌發生壞死，發作情況會長時間持續，嚴重時也可能致死。

狹心症

狹心症是因缺血而短暫發作的疾病

所謂的狹心症，是指心肌（主要是指左心室的心肌）缺血所造成的疾病。由於各種不同原因導致冠狀動脈的血流暫時不足，主要症狀是胸腔突然產生壓迫的不適感，在數分鐘內症狀就能控制。這種痛苦的感覺稱為狹心症發作，情形若長時間持續，就有可能轉移成為心肌梗塞。

根據發作起因及持續時間可以分為數種

狹心症可以分成數個種類，最常見的要算是勞動性狹心症。勞動性狹心症會在緊急狀況、搬運重物、興奮、緊張等情況下發作。這時血壓會上升、脈搏加快，導致心臟負荷增加，心肌在此時需要大量氧氣，但冠狀動脈的血流量卻無法相應增加，因此部分心肌會發生氧氣不足（缺血）的現象，進而出現疼痛及胸部有壓迫感。

另一種情形是，身體處於活動或興奮狀態時不會有負擔，卻會在睡眠中或安靜狀態下發病，這稱為安靜（性）狹

小知識

缺血　泛指血流量不足，特別是負責送出血液的心肌若是缺血，則會發生攸關性命的事態。

心症，與勞動性狹心症有所區別。其中能從心電圖看得出特徵且冠狀動脈會發生痙攣現象的，稱為異型狹心症。

安靜狹心症發作，或狹心症發作時間長、心電圖發生變化的時間拉長、心肌發生小範圍壞死現象等，都是程度介於狹心症與心肌梗塞之間的症狀，稱為居間冠狀動脈症候群。這些症狀可以視為輕度心肌梗塞，也可以說是心肌梗塞即將發作的先兆。所以一旦發作或復發時，務必將其當作輕度心肌梗塞來謹慎處理。若疾病處於慢性期，則以狹心症為準則來加以注意。

若勞動性狹心症發作的次數與強度，在數個月內幾乎呈現一定的狀態，稱為穩定型狹心症。倘若有發作頻率增加或是安靜狹心症發作強度變強、發作時間變長的情況，則容易演變成心肌梗塞，這種情況稱為不穩定型狹心症或是急性梗塞。

另外應考慮以心導管治療等方法快速解決的病，如安靜狹心症、漸強型不穩定型狹心症、居間冠狀動脈症候群、急性梗塞、心肌梗塞初次發作等，統稱為「急性冠狀動脈症候群」（ACS，acute coronary syndrome）。

狹心症自覺症狀

狹心症的症狀，患者在發作時能夠感受得到，如胸部有壓迫似的痛苦，而且疼痛（心絞痛、狹心痛）突然侵襲。但初次發作的患者，可能很難表達這種並不明確的疼痛，因此部分症狀會被遺漏。

小知識

動脈痙攣

動脈硬化引起血流不足的狹心症，患者一般以肥胖的人占多數。但相對來說，動脈痙攣所引起的狹心症，卻也可能發生在瘦子身上。

●胸部疼痛（狹心痛）

疼痛部位在胸部中央或胸部中心一帶稍微偏下側胸骨的內側，特別是左側感覺痛苦的情形較多。疼痛會發散至左肩、左臂，到沿著左上臂內側的關節等部位，許多時候也會放射至牙齒、下顎、頸部、喉嚨、前胸部、心窩等處，偶而會痛及肩部、左腕、背部，極少數情形會發散至右胸、右肩、右上臂。至於疼痛的特徵，則有如壓迫的感覺，或是呼吸受到阻滯般不順暢的鈍痛和痛苦。通常胸部深處比起胸部表面更感覺疼痛。

這種疼痛感若要用一句話來形容，從「輕微阻塞呼吸」、「喉嚨像被貼了一張紙」般極輕微的情況，到「胸腔如同被鐵板或烤火鉗刺入」來形容的強烈疼痛感等，疼痛的程度可說是五花八門。通常疼痛會持續兩分鐘到十幾分鐘，偶而會出現數十秒即止的情形。偶而也會有如脈搏輕敲的痛感，或針尖來回輕刺般的疼痛。一般來說，這些症狀相較於狹心症，反而比較像心律不整、心膜炎、心臟神經官能症、心肌炎等疾病的疼痛特徵。此外，有時還可能有胃部不適的胃灼熱感、左腕麻痺等感覺。

至於疼痛強度與疾病嚴重程度並無直接關係。不過一旦嚴重發作，胸部會有如以手扯般的痛苦感、心悸或冒冷汗、有不安感、呼吸困難、臉色蒼白，甚至喪失意識。但是也有未出現如上述的強烈症狀，僅是胸部周圍發生數次奇怪感覺後，便突然嚴重發作到瀕臨死亡的例子，因此患者務須謹慎注意。

小知識

心肌缺血的心電圖

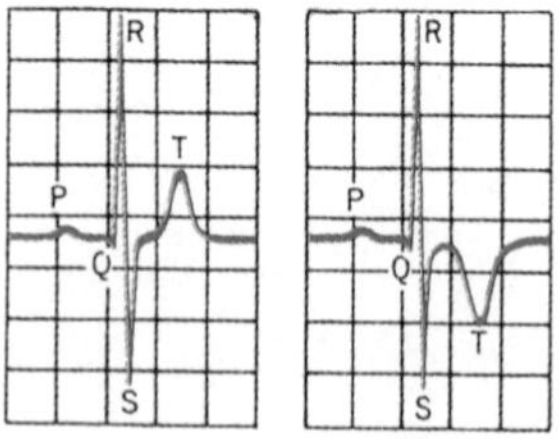

心肌缺血　正常

P代表心房興奮，而QRS是心室產生的興奮波，T是心室的興奮趨於平靜的波。心肌缺血是指從S轉移到T部分的波下降，或是T波倒轉。

周邊的人能察覺到的狹心症症狀

這些症狀包括患者的對話與動作突然中止，並以手撫摸疼痛部位，身體朝前彎曲（若患者當時為站立姿態，會出現身體往某處傾靠的姿勢），臉部明顯可見痛苦的表情。若疼痛情形加劇，臉部與手腳的顏色會變得蒼白，身體頻頻冒汗。脈搏數較平時增加，也可能會產生心律不整的症狀。血壓大多呈現上升狀態，但最嚴重的情形則可能發生血壓下降並且休克。

發病原因與發病過程因人而異

勞動性狹心症的起因，可能是走路過急、上樓梯、持重物、飲食過量、上廁所、精神亢奮、開會、演講、喝酒、抽菸、入浴、洗髮、低頭及膽結石疼痛發作等，而剛起床及清晨則是最容易發作的時間。但是安靜狹心症發作的起因經常不明，會在睡眠中、做惡夢後清醒時，以及在安靜狀態時發病，身體活動反而可能預防發作；只不過患者如果在快要發病時才動作（例如上廁所等），則可能引起嚴重的發病情況。

每個患者的發作頻率與持續時間並不同。有人每天發作數十次，也有人一年才發作幾次；有人病況突然惡化，有人發病速度快但隨即便恢復正常，也有人發作時間既長又持續，各有變化。假使發作次數及持續時間增加，就可能是急性冠狀動脈症候群，由於有轉為心肌梗塞的危險性，要特別注意。

小知識

膽結石

將肝臟製造的膽汁濃縮儲存的膽囊，以及從膽囊至十二指腸之間的膽汁通道，有如同石頭般的結塊，稱為膽結石。膽結石一旦生成，便會阻塞膽汁通道，並伴隨激烈疼痛。膽汁是脂肪的消化液，所以患者特別在吃完脂肪含量高的食物後，會有疼痛情形。膽結石好發於經常食用高脂肪飲食的人身上，因此膽結石患者合併罹患動脈硬化的不少。

有罹患狹心症之虞所應進行的必要檢查項目

為了診斷與治療，需要進行下列的檢查（關於檢查請參照第四十二頁）。首先是施行數次的心電圖與有變化時（特別是疾病發作時）的心電圖。其次是二十四小時心電圖（霍特氏心電圖）或運動心電圖（履帶式心電圖或自行車式心電圖），藉以判斷病情。量血壓、胸部X光檢查、測量血清膽固醇和三酸甘油脂、驗尿等，也必須執行。

要知道心臟的形態與功能，須靠心臟超音波檢查；想知道心肌的缺血狀態、心肌梗塞或心臟內的血栓情形，則靠心臟核子醫學檢查，必要時還可進行負荷心肌同位核素灌注顯像檢查，或有助於進行心肌梗塞或栓塞診斷的CT檢查與MRI檢查等。此外，幾乎所有的心臟病都有必要藉由精密的心導管檢查及冠狀動脈攝影來選擇適合的治療法。經由這些檢查，能夠了解患者有無因冠狀動脈硬化而造成血管狹窄，以及硬化狹窄的正確部位與硬化狹窄程度，同時也可以知道心臟收縮的功能等。心導管檢查是穿刺血管後將導管插入血管中，屬於侵入性檢查，固然需要專家的專門技術，但無論專家如何熟練，極少數情形下還是可能造成出血、穿孔、栓塞或是過敏反應而造成休克等併發症。

注意狹心症的用藥及用藥時機

狹心症發作時的急救處理，已於第九～十七頁說明。至少發作過一次的患者，即使最近沒有發作，也應隨身攜帶

小知識

MRI檢查

利用超強磁場拍攝人體縱、橫、斜等的剖面，因而可得到立體的影像。而且不僅是形狀的影像，甚至還能拍攝到血流的動向及心室的活動等，因此也可以用於功能診斷。但是裝置心臟節律器或骨折後裝設金屬製人工骨頭、人工關節的人，不能接受MRI檢查，這些人務必告知醫師或放射線技術師。

此外，因為手錶或富磁性的卡片等可能使儀器產生故障或變化，因此必須放在遠離儀器之處。

硝酸鹽類藥物（亞硝酸甘油片等），情況緊急時立刻含於舌下或噴灑口腔內，並保持安靜（請參照第七十四頁），靜待疼痛及壓迫感獲得控制。

若是連續兩、三次發作且疼痛持續十五分鐘以上的嚴重情況時，應該立刻接受醫師檢查。只發作一次卻為初次發作，也應該盡可能及早接受檢查。醫師會基於檢查報告來訂定治療方針，並指示患者在生活上的注意事項。最危險的情況是心肌梗塞發作。為了能及早處置，請事先選定能立即給予治療的醫師，並能即刻獲得對病情的診斷。

除了硝酸鹽類藥物外，發作的預防用藥還有乙型交感神經阻斷劑（β阻斷劑）、鈣離子阻斷劑、能擴張冠狀動脈並使血流量增多的冠狀動脈擴張劑、改善心肌代謝效率的藥劑、抗血栓劑（抗血小板劑或抗凝血劑）、高血壓或心臟衰竭使用的血管收縮素轉化酶抑制劑或血管收縮素Ⅱ受體拮抗劑等。

冠狀動脈手術與使用導管的治療

無法運用藥物來預防發作的患者，可以採取從主動脈繞道因硬化而狹窄的冠狀動脈阻塞部位的冠狀動脈繞道手術（CABG，請參照第七十六頁），或是血管或瓣膜成形術。不屬於手術範圍的治療法，如在導管內置入氣球或動脈硬化部位的鞘管將狹窄處撐大的經皮穿腔冠狀動脈血管成形術（PTCA），以及為了維持內腔擴大需在血管內留置血管支架等（請參照第七十七頁），目前都已經普及，且治癒效果提升。

小知識

預防發作

從疾病初次發作到醫師決定治療方針之前，保持安靜是第一要務；但在醫師決定治療方式之後，保持絕對安靜可能造成反效果，適度運動也許有其必要。入浴、排便、排尿、用餐、步行、性生活等，都以不引起發作為首要目標，並逐漸擴展行動範圍。至於超過身體負荷的工作或家事，都是禁止事項。

萬一真有需要做容易引起疾病發作的行動時，在動作前請先含硝酸鹽類藥物於舌下或先噴於口腔內，經過數分鐘之後再行動。患者禁止抽菸，酒類則須減量。

心肌梗塞

心肌梗塞是指冠狀動脈的血流中止繼而引起心肌壞死

將血液送達心肌的冠狀動脈，若其硬化的情形持續惡化，會由於粥狀硬化而使動脈明顯變得狹窄，或因血栓導致血流凝窒而停止，阻塞部位的心肌無法接收到氧氣（紅血球含有氧化血紅素）和養分（血漿蘊含葡萄糖、脂肪酸、維生素、荷爾蒙、酵素、礦物質等），繼而發生缺氧狀態以致能量喪失、細胞崩壞，甚至引起壞死。心肌壞死當時，會伴隨數十分鐘以上的強烈胸痛，患者有不安感或冒冷汗、噁心等症狀。約三分之一的人會陷入呼吸困難、休克、意識模糊，最後可能瀕臨死亡。但是高齡或合併有糖尿病的患者，也可能發生自覺症狀很少的輕度心肌梗塞。

已壞死的心肌會終生殘留傷痕，若是壞死的範圍較大，則心臟的收縮會變弱、血液的搏出量減少、血壓也降低，易引發心臟衰竭或休克等症狀。

心肌梗塞的壞死部位可能發生於心房或右心室，但真正造成問題的主要在左心室。此時冠狀動脈的分支發生閉

小知識

壞死

受傷、燒燙傷、感染症（發炎）、毒物（有害化學物質）、放射線、血流不足等原因，會造成身體細胞與組織死亡。一旦細胞和組織壞死，就無法恢復原狀，而原來的部位改由纖維細胞取代凝固。心肌梗塞會引起心肌組織壞死，而病毒性肝炎也會造成肝細胞壞死。

塞，根據左心室壞死的部位，分別稱為前壁梗塞、前壁中膈梗塞、側壁梗塞、下壁梗塞、後壁梗塞，只在心臟內膜陷入壞死的情形稱為心內膜下梗塞，從心電圖可以看出個別的特徵。

心肌梗塞自覺症狀

若是詢問曾經有過心肌梗塞經驗的人，其中半數會感覺在發作前數日或數週前狹心症發作開始出現惡化。若狹心症發作的次數突然增加，或疼痛程度變強，演變成心肌梗塞的危險性就相當高。或是患者原本為勞動性狹心症，如今卻開始在安靜狀況或睡眠中發作，這也是危險信號。

急性心肌梗塞是指胸部中央突然有強烈且深邃的鈍痛或壓迫感，這種狀態會持續數十分鐘以上，偶而甚至會達數小時。而且除了在前胸部、心臟前部、胸骨（前胸正中央的骨骼）的內部等處有疼痛感之外，也可能擴及胸腔全部、後背、左肩、頸部、下顎、心窩等部位。疼痛的感覺可用「胸腔像挺著一塊鐵板」、「像被烤紅的火鉗鑽洞」、「胸部迸裂」、「猶如握緊拳頭捶打胸部」、「呼吸凝滯」、「感覺快死了」等來形容，或伴隨「該不會就這樣死了吧」的不安感和恐懼感。大多數的情況下，患者的臉色會變白、冒冷汗、噁心，甚至真正的嘔吐，也可能感覺到便意而拉肚子，心悸或呼吸不順的情況也很常見。

較嚴重的情況是在幾小時內發生休克（虛脫感）或呼吸拉長（暈厥），甚

冠狀動脈分支的分布（血流支配區域）與心肌梗塞發生部位

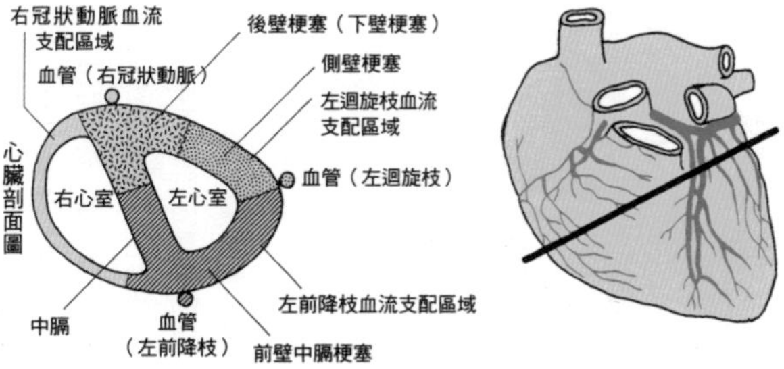

至陷入呼吸困難的狀態。患者無法平躺而必須坐起身，伏在身前的棉被，如此才能回復呼吸狀態，有乾咳或喘鳴（沙沙聲）等現象。這種狀況一旦持續，會從心因性氣喘轉為肺水腫狀態，並且出現大量泡沫狀的透明痰或帶血的粉紅痰。患者臉色轉為蒼白、嘴唇發紺、脈搏急速變弱、血壓降低，甚至陷入休克狀態。若患者的意識變得模糊，治療也會更加困難。

至於七十歲以上的高齡者或糖尿病患者，會出現頭暈或噁心，力氣喪失，只有食欲不振的情形，但沒有胸痛，或是疼痛輕微且持續時間短，也有不少是感覺不到疼痛或壓迫感的無痛性心肌梗塞的情況。高齡者的發病症狀，還有食欲低下、發熱、浮腫等情形。

周邊的人能察覺的心肌梗塞症狀

通常是因胸痛而有痛苦感覺、臉色變得蒼白、冒冷汗，或是手腳發冷。大多數患者的血壓會下降，脈搏變得微弱。也可能出現不安感、噁心或嘔吐，以及心搏過速等現象。一般而言，發病後數小時脈搏數會減少，脈搏狀態容易發生變化而產生心律不整的情形，但也有人相反地出現血壓升高、脈搏強烈跳動的感覺。如果不仔細觀察，即使患者看來毫無痛苦且平順，病情也可能在數日間惡化，轉而發生心室性心搏過速或心臟傳導阻滯等心律不整的情形，甚至還可能失去意識而暈倒。若患者呼吸時看來似乎很痛苦，而且不易測得脈搏、意識模糊，便屬於重症的情形。

小知識

肌酸磷酸激酶（CPK）

CPK（creatinine phosphokinase）是含於肌肉中的酵素，與肌肉能量發生有所關連，因此也用來當作了解肌肉異常的指標。發生心肌梗塞時，其數值會上升。

GOT、GPT

兩者皆為肝細胞發生障礙時會被釋放於血液中的酵素，因此可當作了解有無肝障礙的指標。GOT又稱AST，GPT也稱為ALT。由於心肌中也存在這些酵素，心肌受損時，兩者在血液中的數值也會增加。

因心肌梗塞而實行的必要檢查與診斷

最重要的是心電圖。患者發病初期需不斷地重複記錄，若有心律不整的狀況，為防備病情急速變化，需持續藉心電圖加以監視。由於心肌梗塞的急性期會發生各種心律不整的情形，所以患者需在心臟加護病房等專門病房內受監視，並且有必要接受適當的診察。

患者入院立刻執行冠狀動脈攝影。胸部X光檢查、使用放射性同位素的心肌血流灌注掃描、血液中的心肌酶量及酸鹼值測定、心臟超音波檢查、心臟搏出血量及靜脈血壓等都要重複測量，在惡化至休克與心臟衰竭前就治療。

血液中的心肌酶量，是指測量發病後數小時內從心肌壞死細胞中釋出至血液的CPK、GOT、GPT、LDH、心肌旋轉蛋白等心肌酶的活性值。若心肌壞死範圍大，這些數值會偏高。紅血球沉降速度、白血球數量等也需重複檢查。若患者合併有糖尿病、高血壓、腎臟病、痛風等，易使病惡化，因此也需進行對上述個別疾病的檢查。

心肌梗塞的治療刻不容緩

發病之初以保持安靜為優先，會使用含有麻醉劑的止痛藥。若情況允許，發病後最初六小時內（最多不要超過十二小時）可施以血栓溶解療法，或以心導管治療去除閉塞，也可以實行氧氣吸入治療。發病後數日內注意心律不整、血壓低下、心臟衰竭等急遽的危險變化，並對個別疾病採取適切對應。

小知識

乳酸脫氫酶（LDH）

由肝炎等疾病導致肝臟細胞受損，或癌細胞急速增殖造成部分組織損壞，使LDH（lactate dehydrogenase）溶於血液中，數值也隨之增加。

心肌旋轉蛋白

這是對肌肉收縮反應具有抑制作用的蛋白質。由於存在於橫紋肌裡，因此心肌梗塞一旦造成心臟肌肉壞死，心肌旋轉蛋白便會溶於血中，數值因而增加。

特別要注意心律不整。為了維持適當的脈搏，可能使用藥物、電擊治療、人工心臟節律器等。此外，會使用硝酸鹽類藥物、鈣離子阻斷劑、抗血栓劑（抗凝血劑或抗血小板劑）、強心劑（毛地黃）、利尿劑、血管收縮素轉化酶抑制劑、血管收縮素Ⅱ受體拮抗劑等。若有高血壓、糖尿病、高血脂症等併發症時，也會進行這些疾病的治療。

也可進行緊急手術

發病後或急性梗塞時期，為了恢復中斷的冠狀動脈血流，可能緊急施行冠狀動脈血管重建手術，其目的在於不讓心臟壞死。左、右心室的間壁破裂時，會進行縫合手術，或施行切除心臟壞死部位的整形手術、裝置人工瓣膜等。

度過發病開始一～二週間的危險期便能安心

從發病開始一～二週期間是病情最不穩定的危險期，即使患者看來有精神，也可能突然死亡。因此患者原則上需在有CCU設備的醫院進行住院治療。若能安然度過這段時期不再發作，生命受威脅的危險減低，便進入穩定狀態。通常心肌梗塞的治療經過如下。

（住院中）

第一天：胸痛發作獲得控制。此後發作情形消失，患者本身若完全不感到疼痛，經醫師、護理師指導，可以邊看心電圖邊緩緩進行洗臉等日常動作。

數日後：痛苦的症狀消失。首先，患者可以自病床上坐起，從CCU轉入一般病房。可以開始進行少量用餐。

小知識

血栓溶解療法

採用有溶解血栓作用藥劑的治療法。在靜脈注射藥品t-PA（組織胞漿素原活化劑。商品名activacin），或是採取經皮冠狀血管血栓穿通術（PTCR），直接在冠狀動脈內以導管投予藥劑。

第一週：患者能下床，做步行練習。

第二週：患者可以離開病房，緩慢地步行。可進行從足部開始的淋浴。若沒有心律不整或胸痛發作的情形，則可以慢慢擴展運動範圍。

第四週：可以由足部開始入浴。一次能走兩百公尺以上，一天走六百公尺以上。到此時期，發生心肌梗塞部位的組織已趨於纖維化而穩定。

（出院後）

經數星期後，慢慢回歸社會生活。

不論患者是否有自覺症狀，都必須經數星期讓自己漸漸恢復普通生活。若狹心症又發作，須回原先住院的醫院接受檢查。不管是工作量增加，或是進行二～三日負荷量相同的運動，要確保只有疲勞感而沒有任何異常發生。復健運動會視疾病的程度及有無合併症而有不同，應依照醫師指示進行。一天合計步行兩公里，若沒有出現疲勞、心悸、呼吸困難、頭暈、狹心痛發作等，就能進行半天的事務性工作。以此當目標，二～三日為一階段，逐漸增加運動量。

預防復發而應避免的情形

身心疲勞、負擔增加、緊張、興奮、受寒、颱風或大雪等氣候變化、期限逼近的工作、攸關公司發展的管理職、過當的減肥等，都容易引發心肌梗塞。狹心症若於半夜站著排尿的時候發作，或是保持安靜狀態時發作，都是心肌梗塞復發的危險訊號。為避免安靜狹心症發作，請讓醫師調整藥量。

小知識

缺血性心臟病與性生活

罹患心肌梗塞或狹心症，即使舌下含著硝酸鹽類藥物，脈搏數在一一五次以下而感到痛苦的患者，必須限制性交。有的患者在性交中或性交後心悸變得嚴重，出現咳嗽、呼吸不順的情形。不過這類型的患者若是能夠恢復體力，即使在性交中心跳數增加，事後也能抑制下來。

心肌梗塞病後的患者，若能恢復普通的生活狀態，仍可以有性生活。能夠正常進行的患者，五十歲以下約有五〇％，五十歲以上則減少至二〇％以下。

缺血性心臟病的危險因子 Q&A

Q 狹心症與心肌梗塞是遺傳疾病嗎？

我的哥哥在四十多歲時因心肌梗塞而辭世，身為弟弟的我今年也四十歲了，因此對是否會罹患狹心症或心肌梗塞而感到憂心。請問這種疾病會遺傳嗎？

A 缺血性心臟病與遺傳體質有關。

雙親都是狹心症患者的人與雙親皆健康的人相比較，前者容易引發狹心症的情況是後者的四～六倍。高血壓的情況亦同，若雙親都有高血壓，本身也會有七〇％～八〇％罹患高血壓的機率。除去部分的遺傳基因（例如家族性高血脂症等）、部分癌症或顯性單基因遺傳疾病、性聯隱性遺傳等必定發病的遺傳，其實環境因素的影響比較大。心肌梗塞與狹心症並不是因為基因而導致發病，是與其他的環境因素相加而促進動脈硬化，才會在局部發生血栓，以致發病。例如有許多家族性高血脂症的患者，由於治療得當，所以其高血脂症能夠完善的調節而不發病；但如果不能妥善治療，則會因為高血脂症導致動脈硬化，而容易形成又軟又大的粥狀硬化，因而轉變成狹心症或心肌梗塞。

缺血性心臟病是和遺傳體質相關的疾病，可藉由遺傳基因檢查來診斷身上帶有多少基因數量。因此，兄弟或血親若有人罹患缺血性心臟病，最好能小心注意遺傳的要因。一般來說，動脈硬化的情形會隨著年齡增長而有進展，中年之後患病的危險率會更加提高。再者，若本身有高血壓、糖尿病、痛風（高尿酸血症）等疾病，罹患缺血性心臟病的風險會更高。特別是到五十歲左右，男性罹病的機率是女性的四～五倍。

所以最好努力排除吸菸、肥胖、飲食過量、運動不足等缺血性心臟病的危險因子吧！

Q 個性和職業也與是否容易罹病有關嗎？

我聽說有某些個性的人容易罹患疾病，請問有容易罹患缺血性心臟病的特殊個性嗎？

A 競爭心強、具攻擊性的行動派容易得病。

人的個性千百種。精神科醫師佛雷德曼根據人們的日常生活行動方式，將人區分為A型性格與B型性格兩大類。

A型性格的人事必躬親，抱持完美主義，努力達成目標，個性規矩忠實，能內省，凡事認真、競爭心強，具有強烈的攻擊性。因為責任感強，談話熱情洋溢，音量大，總是善用時間努力付出，在最少的時間內做最多的工作，因此容易形成慢性地追著工作跑的情況。典型A型性格的人不會意識到自己的優點，也不正視自己的缺點，有不認同屬於自己目標以外之事的價值的傾向。

相反地，B型性格的人總是輕鬆開朗，不浮誇自己的業績或才能，遭遇挫折也不在乎，不會常懷有罪惡意識。B型性格的人比A型性格的人更了解自己的優點，也不會對他人抱持莫名的敵意。

缺血性心臟病容易發生在A型性格的人身上。若本身自認為是A型性格，就算不覺得失敗是好事，但也不要過於堅持完美主義，請騰出時間讓自己的步調放慢，全身放輕鬆。

容易引發心肌梗塞的職業多為白領階級、外交官、醫師、律師、會計師、教師等專業人士，尤其是高階主管、董事長等管理階層的人。也有調查報告顯示，比起憑體力勞動工作的藍領階級，安靜坐著工作的人，因缺血性心臟病而死亡的比率較高。例如在同一間郵局中，從事內勤事務性質的人比送信郵差得到心肌梗塞的情形較多。此外，雙層巴士的司機一直坐著開車，壓力也大，比起必須在雙層巴士中來回走動的車掌，更容易罹患心肌梗塞。

缺血性心臟病的症狀 Q&A

Q 嚴重的肩痛是心肌梗塞的前兆？

我從心肌梗塞發作的半年前開始，就經常有不尋常的肩痛及背痛。請問這是心肌梗塞的前兆嗎？

A 激烈的肩痛可能是發作的前兆。

不可否認的，嚴重的肩痛可能是心肌梗塞的前兆。肩痛除了運動不足或血流不順、壓力等因素之外，心肌梗塞也是原因之一。

就季節因素來說，自秋天開始身體發冷畏寒，肩痛變得嚴重，而冬天容易發生心肌梗塞，這樣的過程也很容易理解。

肩痛或從肩膀到手腕的疼痛，也可能是起因於頸肩腕症候群，可能與心臟沒有關係；但如果確是心肌梗塞發作的前兆，服用亞硝酸甘油舌下錠，應該就能夠減輕痛苦。

提問者若是在心肌梗塞發作的同時，肩痛症狀伴隨著減輕，就是心肌梗塞的前兆了。

無論如何，如果當事人到目前為止從來沒發生過如此嚴重的肩痛，不能排除這種情形有可能是心肌梗塞或中風等的前兆。所以不要忽視輕微的肩痛，請盡速接受專科醫師的診斷。

缺血性心臟病的治療 Q&A

Q 硝酸鹽類藥物每日最高劑量為多少？

我曾經有狹心症發作的紀錄，醫師也曾開立亞硝酸甘油片處方，請問最多能夠使用多少劑量？

A 一次用一～三錠。但若連續使用，效果會減弱。

亞硝酸甘油片或是 isosorbide dinitrate 等硝酸鹽類藥物，主要是舌下含片，是任何人在病發時都可以使用的主要藥物。在進行可能會引起疾病發作的動作前，可以用這類藥物當作預防用藥，近來還有噴劑的型式。

疾病發作時，或為了預防發作，只要將錠劑含於舌下，一～二分鐘內狹心症發作的疼痛即可得到緩解，效果通常可以持續三十分鐘以上。若要快速得到效果，可將藥物嚼碎後以舌頭塗滿整個口腔。

將硝酸鹽類藥物含於舌下時，最好採取坐姿並倚靠著牆壁。若是一邊將藥含於舌下一邊步行，容易因血壓降得太多而暈倒，所以要特別注意。假若血壓下降後發生意識模糊的情況，請將患者的足部抬高，讓血液容易回流至心臟。

硝酸鹽類藥物若未發揮效果，一次使用二～三錠也沒問題，即使一天使用十幾次也不會發生危險。

一天使用二十次，且每次使用一～三錠，總計使用達五十錠的程度，並不會有問題；但若是沒有發揮效果，持續使用可能會發生危險，因此若有一天使用五次以上的情形，應請醫師變更治療用藥。

長時間多量使用會使藥效變得不易發揮。一天一次的血中濃度變為零，配合疾病發作的時間帶使用有其必要。因此若覺得藥效不易發揮，請向醫師諮詢。

此外，除了在發作中當作緊急用藥的硝酸鹽類藥物舌下錠之外，還有迅速有效的靜脈注射與噴劑等。

持續時間為長效型的包括錠劑、貼附藥、貼劑、軟膏等種類，它們的效果會持續數小時到二十四小時，因此可當作是預防狹心症發作或心臟衰竭的治療法。

若是使用貼布，在下午發作的患者應該在早晨貼上、晚上撕下，半夜發作的患者則在黃昏時分貼上、中午之前撕下。

硝酸鹽類藥物的副作用，有頭痛或心悸等現象。將藥物含入舌下後，若產生頭痛或心悸情形，要立刻將殘餘藥物吐出。但是，即使藥物引發頭痛，也請確認胸部的疼痛是否減輕。

無論是上述何種情況，最好都與醫師諮商，衡量是否要變更治療藥物，或是請醫生開立頭痛藥。

Q 進行狹心症治療的繞道手術為何？

醫師推薦我進行狹心症的繞道手術，請問這是何種手術？

A 使用大腿隱形靜脈為其代表性的方法。

繞道的原理與道路的迂迴路線相同，相對於血液（車）通過的動脈因動脈硬化而阻塞（塞車），藉由繞道，即使發生阻塞的部位不通，血液也能繞過阻塞處順利流通。

繞道使用的是自己的血管，大多數是使用大腿或下肢的大隱靜脈。也有使用內乳動脈或上腹部的動脈、臂部的動脈等的情形。如圖所示，藉由這些血管從阻塞部位的前方連結到主動脈。

這項手術稱為冠狀動脈繞道手術。或是各取主動脈（aorta）與冠狀動脈（coronary）的英文首字，稱為AC繞道手術（CABG）。

若由經驗豐富的專科醫師操刀，這屬於一項安全性高的手術。

近年來在世界上廣泛施行手術時間縮短的AC繞道手術（低侵入性手術），因此昔日為便於施行手術而以冠狀動脈部分外接心肺機的方法已不再使用。只是，阻塞範圍是否為一部分，或患者是否有承受手術的體力與心肺功能等，也都是接受手術時應考慮的條件。

患者應該仔細聽取主治醫師的意見，理解之後再判斷是否要接受此項手術。

AC 繞道手術的方法

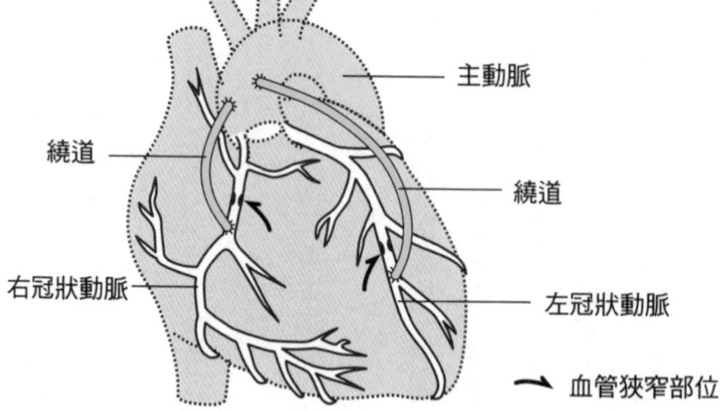

Q 塗藥支架是什麼樣的物品？

我聽說當冠狀動脈變得狹窄時，有一種置放塗藥支架的手術。請問這是什麼樣的治療？

A 為了防止冠狀動脈再阻塞的可行方法。

就冠狀動脈阻塞造成血流不足的改善方法而言，包括注射與口服藥物並行的藥物療法、冠狀動脈繞道手術、使用心導管等方法，置放塗藥支架則是使用導管的治療方法之一。

利用導管進行冠狀動脈治療的方法，稱為經皮冠狀動脈介入術（PCI，percutaneous coronary intervention）。實施方法包括將導管前端置入氣球深插入阻塞部位而後讓氣球膨脹以撐開阻塞部位的經皮血管成形術（又稱經皮氣球擴張術。POBA，plain old balloon angioplasty），或是以方向型旋切刀進行冠狀動脈粥狀硬化切除術（DCA，directional coronary atherectomy），以及用高速鑽石研磨鑽（rotablator）來鑽磨阻塞部位的方法；而為了避免撐開的冠狀動脈再度阻塞，也有置放金屬支架（stent）的方法。

但是，這種導管治療容易復發（再狹窄），半年內約三〇%～四〇%的人可能復發。置放支架後發生再狹窄的情況減少，約下降至二〇%的程度，但其中還是會發生再阻塞的情況。為防止動脈硬化造成阻塞的情況復發，因此將藥物塗布支架上，讓藥物漸溶於血管內，就稱為塗藥支架（DES）。

隨著使用藥物不斷開發，塗藥支架也更加進化，是被寄予厚望的冠狀動脈阻塞治療方法。至於這種技術是否能百分之百防止冠狀動脈再度變狹窄，由於這是一項嶄新的治療方式，需要經過長期觀察後方能下定論。

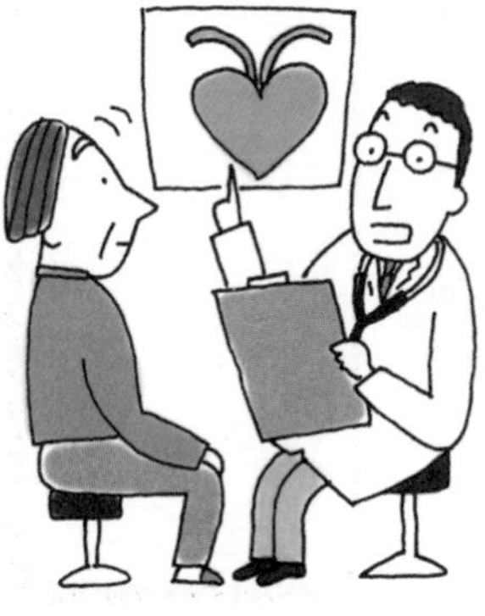

鬱血性心功能失全易轉移為鬱血性心臟衰竭

鬱血性心臟衰竭

所謂鬱血性心功能失全，是指從心臟搏血的幫浦功能無法正常運作，導致靜脈系統或肺循環鬱血（血液鬱滯），靜脈壓力上升而造成內臟（肝臟、腎臟、脾臟）腫大，產生水腫、胸水、腹水等，甚至出現其他症狀。

換言之，與其說心臟衰竭是一種獨立的疾病，不如說是因為心臟有病或負擔太大，繼而惡化導致的症候群。

若將心臟衰竭予以分類，可分為左心室功能低下而造成左心室衰竭（肺鬱血主體）、右心室功能減退造成的右心室衰竭（大靜脈與內臟鬱血的主體），以及兩方面都異常所衍生的兩心室衰竭。兩心室衰竭大多數是由於左心室長期衰竭，進而招致右心室衰竭的情形。

左心室衰竭是因為左心室主動脈無法完全將血液送出，血液因此堆積在左心室，而將血液帶入左心的肺靜脈也跟著淤積，造成壓力上升而引發肺鬱血，並由於鬱血產生呼吸困難、呼吸不順等特徵的症狀。此外，一旦心臟功能減

小知識

肺水腫

肺中的血清洩漏出血管外，堆積在進行氧氣與二氧化碳交換的肺泡中，因此氧氣無法進入肺泡，患者因而陷入呼吸困難。患者會被判斷為心臟衰竭，或因氧氣不足而休克，演變成攸關生命的嚴重後果。

退，心臟搏出血量變少，主要內臟器官（尤其是肺、腦、心、腎）或肌肉的血流減少、不足（未達必要量），全身血液便無法充分循環，所以容易疲勞、頭暈或心悸，甚至會有胸痛的感覺。

若心臟功能急速衰退，會發生強烈的呼吸困難，咳出帶血的泡沫痰，這是肺水腫的發作狀況。若這種情況一直持續，患者會變得意識模糊並陷入休克，瀕臨極端危險的狀態。此種情形稱為急性左心室衰竭。

右心室衰竭則是右心室無法順利將血液送入肺動脈，導致血液聚積在將血液送進右心的大靜脈，再加上肺動脈、肺靜脈收縮，造成右心室血壓上升，繼而引起全身性的鬱血症狀。可觀察出的症狀包括頸部與舌部靜脈因而擴張，以及肝腫大、嘔吐、腹部膨脹、腹水、黃疸、足部水腫、心悸、疲勞等現象。

至於兩心室衰竭是患者同時有左心室衰竭與右心室衰竭兩種症狀，特別是右心室衰竭的症狀較為明顯。

心臟衰竭是由各種心臟病或肺動脈高壓等原因所造成。由於全身循環不良，神經體液的調節賣力運作，一面精簡主要內臟器官的血流情況，一面盡其所能做最小限度的努力以維持生命狀態（代償作用）；心臟也接受到神經或體液的刺激，因此功能低下的心肌同樣竭盡所能努力運作。在這一過程中，若因嚴重的心律不整而產生破綻，就可能引起突發性死亡，演變成威脅生命的嚴重狀態。所以若發現有心臟衰竭症狀，請立即接受心臟加護病房（CCU）等專

小知識

肝腫大

此與有無腫瘤並無關，是指肝臟變大的狀態。原因是由於發炎造成的水腫、脂肪或肝醣等沉積，也可能是右心室衰竭或兩心室衰竭所造成的肝臟鬱血所致。

門醫療機構的治療。

從治療的角度而言，保持安靜是第一要務。立起上半身讓呼吸順暢，必要時可吸入氧氣。一天限制攝取五公克以下的鹽分，也要限制水分攝取，使用利尿劑、強心劑、血管收縮素轉化酶抑制劑等排除鬱血。若為重症，可進行主動脈內氣球幫浦（IABP，intra-aortic balloon pump），或用輔助人工心臟。

瓣膜性心臟病

為了讓心臟的幫浦作用能保持順暢運行，必須維持瓣膜的功能正常。瓣膜性心臟病是與生俱來的，或是因為風濕熱等疾病導致瓣膜變形、破壞，繼而發生瓣膜開關功能不完全的疾病。

心臟有四個瓣膜，分別是僧帽瓣、主動脈瓣、三尖瓣、肺動脈瓣。瓣膜疾病包括瓣膜個別開啟不易而造成的狹窄症、瓣膜關閉不完全的閉鎖不全症，或是兼有狹窄和閉鎖不全的合併症，以及數個瓣膜一同發生問題的多瓣膜症。瓣膜性心臟病發作可能是風濕熱的後遺症，或因為先天性疾病，抑或是由於心內膜炎（細菌感染）及心肌梗塞造成瓣膜損壞或動作不全等情形。

近來，高齡者發生瓣膜與瓣膜的邊緣硬化或邊緣斷裂而產生的瓣膜性心臟病，有增加的現象。

瓣膜性心臟病的症狀，是患者在活動時會出現心悸或呼吸不順、水腫、心房顫動（請參照第九十頁）造成的心律不整等現象，或是以中風為發端，也有女性是因為懷孕造成負擔增加而產生症

小知識

主動脈內氣球幫浦（IABP）

這是將前端有氣球的導管置入降主動脈，配合心臟擴張與收縮的動作，心臟擴張將二氧化碳送進心臟之際使氣球膨脹，會阻礙血流通往下半身，因此血液優先送往心臟與腦等上半身重要的臟器，如此便可以預防因血流不足所引起的心臟壞死現象，是補強左心室幫浦功能的方法。

狀，繼而發現罹患此病。

若疾病繼續惡化，心搏出血量會明顯減少，雙頰削瘦泛紫，頸靜脈怒張，半夜會因呼吸不順而醒來，不坐起身就覺得不舒服（端坐呼吸），呼吸困難的同時伴隨咳嗽帶血痰及沙沙聲，腹部也有隆起疼痛的情形。

若進行聽診，就能聽見具特徵的雜音，經驗豐富的專科醫師光憑這一點就能予以確診。但是疾病的嚴重程度或患者是否有接受手術的必要，需要進行心臟超音波檢查（特別是經食道心臟超音波）、心電圖檢查、心音圖檢查、胸部X光檢查、血液檢查（血球數、總蛋白質、類風濕因子定量檢查、肝功能、腎功能等）、驗尿等項目來判斷。

至於瓣膜性心臟病的治療，若是患者無自覺症狀也無心功能失全情形的輕度發作，定期接受醫師診斷就足夠了。如果患者有心功能失全情形，則會使用強心劑、利尿劑、血管擴張劑等來進行治療。患者如果有心房顫動或血栓症，即使血栓症只發作過一次，也會利用抗凝血劑治療。

重症患者則會進行手術。接受手術

四種瓣膜的位置

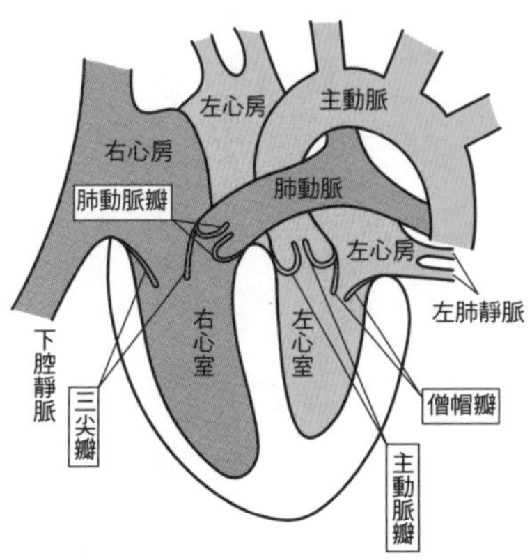

風濕熱

是後天性瓣膜性心臟病的代表性疾病。主要見於兒童，在罹患慢性扁桃腺炎之後，會有因免疫反應而起的高熱，而後發生數處關節腫大與疼痛，臉色變差。對患者聽診可發現心雜音。近來也有幾乎無高熱及關節疼痛等急性症狀的病例。但即使自覺症狀輕微，心臟仍受到侵犯。A群鏈球菌是最主要病因，感染的患者務必按時服用抗生素藥物，在完全治癒前遵守醫師指導。

血栓症

起因於心房內聚積形成的血栓剝落後，順著血流積於另一處，以致阻塞動脈的血流。如果發生在最容易栓塞的腦動脈處（腦栓塞），患者會突然

的患者，就需進行導管檢查、冠狀動脈攝影（CAG）檢查。手術方法包括撐開阻塞部位並對瓣膜與瓣膜周邊進行整形的心臟瓣膜修補手術，或是換上人工瓣膜的瓣膜置換手術。人工瓣膜的種類有金屬（主要是鈦）或合成材料製成的機械瓣膜、使用牛或豬等組織製成的動物組織瓣、使用死者遺體的同種動脈瓣、以自身組織製的自體心包膜瓣等。由於機械瓣膜雖然耐用，卻容易引發血栓，而生物體瓣膜有不耐久用的疑慮，因此最近出現了不易形成血栓的機械瓣膜，以及耐久性佳的新種生物體瓣膜。

不過使用人工瓣膜（特別是機械瓣膜）為了防止患者發生血栓，需每日服用抗凝血藥（商品名 warfarin）。此外，若是引起細菌感染，患者會有原因不明的發熱徵狀，務必儘早求診。總之，定期診療與檢查對患者相當重要且不可或缺。

高血壓性心臟病

長年罹患高血壓的結果，使心臟與血管的負擔大增，繼而導致心臟出現障礙而發病。這是高血壓的併發症中最嚴重的一種。心臟壁變得肥厚，擴張之前因擴張不全（心臟無法充分擴張的狀態）使血液難以經靜脈回流至心臟，心搏出血量也有減少的情況。

患者在上樓梯或坡道以及持重物時，會發生從未有過的強烈呼吸不順或心悸，外出後足部有浮腫現象、沒有食欲、容易疲勞等是較常見的自覺症狀，也可能有如同狹心症的胸部壓迫感。若

失去意識而暈厥，或引起知覺障礙或麻痺等現象。

肺栓塞

是指血栓等物質淤積於肺部血管，阻礙肺動脈血流的狀態。若是漸漸地自微血管開始阻塞，人體容易變得疲倦、慵懶，勞動時會呼吸不順；若是突然在肺動脈這種大血管發生血栓凝結，則阻塞情況會急速擴大，範圍變廣，因此會突然發生呼吸困難及胸痛，一旦延遲治療，就會因為缺氧而造成嚴重的心律不整或意識喪失，甚至連生命也受到威脅。這種情況若發生於長時間坐在機艙內的乘客，稱為「經濟艙症候群」。長時間臥床、懷孕或生產、大手術後靜養、脫水或緊張，都會促進發作。

狀況繼續惡化，會呼吸困難，甚至出現心因性氣喘或併發中風或尿毒症等。

患者須接受血壓測量、心電圖檢查、胸部X光檢查、尿液檢查、血液檢查等，並調查高血壓的嚴重程度、心臟障礙的嚴重程度、腎臟功能等。在治療方面，為控制血壓，會使用血管收縮素轉化酶抑制劑、血管收縮素Ⅱ受體拮抗劑、乙型交感神經阻斷劑、利尿劑等降血壓藥，並依疾病的嚴重程度服用強心劑、心律不整治療藥劑、血管擴張劑等。病情嚴重時也可能施行吸入氧氣的治療法。

患者還需留意限制鹽分攝取量，禁菸，避免激烈運動、工作時間過長與暴飲暴食，盡可能小酌或淺嘗即止，絕不可到酒醉程度。

心肌病變症

包括原因不明的原發性心肌病變症（主要是心臟肥大），伴隨全身性的代謝障礙、神經及肌肉疾病而來的心肌疾病，全身長了肉芽腫的類肉瘤症，以及罹患心肌炎等而引起的續發性心肌病變症。原發性心肌病變症被認定為醫治困難的疾病。

如果依疾病種類來分，可區分為肥厚型心肌病變症與擴張型心肌病變症。在肥厚型心肌病變症中，有一種特殊型的阻塞性肥厚心肌病變症，這是因為心肌壁肥厚而主要造成左心室出口狹窄，由於這部位相當於主動脈的下方，也稱為原發性肥厚性主動脈瓣下狹窄。

因動脈硬化而產生的缺血性心肌病

擴張型（鬱血型）心肌病變症

心臟壁伸張而造成心室擴張，可從X光檢查中看出心臟影像擴大，從心電圖看見心臟肥大與興奮傳導障礙，更發現呼吸不順及身體倦怠、心悸等心臟衰竭的症狀。以心臟超音波檢查，可看出心室內腔明顯擴大。持續惡化會因為心臟收縮力減弱而發生鬱血性心臟衰竭。

初期幾乎不會顯現出自覺症狀，但運動時會感到心悸或呼吸不順，或身體無力、疲勞、頭暈、倦怠、胸痛。進一步則會出現鬱血症狀、胸水淤積而呼吸困難，以及水腫和腹部膨滿感。許多患者會有心律不整情況，心房顫動或期外收縮、心室性心搏過速等也常見。

變症，屬於續發性心肌病變症。另有產褥型心肌病變症，發生於妊娠後期到產褥期，會引發血栓或心臟衰竭。

心肌病變症患者若以心臟超音波檢查，會發現心臟壁變厚，心電圖檢查也可看出變化。但不少患者最初沒有自覺症狀，直到進行健康檢查或其他疾病的檢查才偶然發現。若是病情持續惡化，會有心悸、呼吸不順、胸痛、胸部壓迫感、手足水腫等自覺症狀。即使症狀輕微，但患者既感到心臟不適，卻又繼續進行不合適的運動或過度勞累，可能會演變到喪失意識，甚至是突然死亡。

一般來說，肥厚型心肌病變症雖然會引發心臟擴張不全，但預後情況較良好。肥厚型心肌病變症產生的擴張、高血壓心臟衰竭造成的擴張、嚴重的擴張型心肌病變症，都會演變為心臟衰竭。此外，類肉瘤或擴張型心肌病變症可能因嚴重心律不整威脅性命，甚至猝死。

有鬱血性心臟衰竭徵候，須保持長時間安靜，並服用強心劑、利尿劑等，或進行乙型交感神經阻斷劑、血管收縮素轉化酶抑制劑、限制鹽分攝取量等治療。因病情嚴重而導致心室搏動傳導系統異常，也可能使用到心臟節律器。

此外，在健康診斷時所拍攝的心電圖，有時會被判定有「心肌病變」。相對於被視為醫療困難且攸關性命的心肌病變症，所謂心肌病變，是指心電圖有無法斷定的特定疾病的異常波形，多數不會有重大問題，但還是要詢問診斷醫師這代表什麼樣的狀況，是不是有觀察經過的必要，以及是否需限制運動等。

以治療來說，對於與一般心臟衰竭同樣的症狀，會使用利尿劑、強心劑、血管收縮素轉化酶抑制劑、血管收縮素Ⅱ受體拮抗劑等。針對心律不整會用抗心律不整藥，但如此也可能招致病情惡化。近年來對於心臟衰竭會審慎使用乙型交感神經阻斷劑，在不少情況下發揮顯著效果。若演變成重症，針對心律不整會使用心臟節律器、植入型自動電擊器。根據心律不整的類型，也會使用電灼法等。由於國內的捐贈者不多，猶待器官捐贈卡能更普及。也有利用人工心臟或輔助心臟，或是施行縮小左心室的左心室容積縮小術。

鬱血性心臟衰竭 Q&A

Q 如果沒有肥厚型心肌病變症狀，請問我可以工作嗎？

經由公司的健康檢查，我被診斷出患有肥厚型心肌病變症，但卻完全沒有任何症狀，請問我可以繼續會計的工作嗎？

A 可以繼續事務性工作，但要避免超時連續工作。

肥厚型心肌病變症一般在初期沒有自覺症狀。由於不少患者病因不明，或是與生俱來但直到成年才發病，因此從初期不加以特別治療到完全忽視疾病存在的情況都有。但即使感覺不到異狀，仍不能算是健康的心臟，若繼續讓心臟承受不合理的負擔，將來可能因為危險的心律不整等導致疾病提早惡化。

若是擔任事務性工作，繼續任職沒有問題，但最好避免連日加班。以會計工作來說，在決算期間的工作量會增加，因此應與主管商談並取得其諒解。在運動方面，也要避免使脈搏或血壓突然增加的激烈項目或競技，按照自身的步調來尋找樂趣。

此外需注意不要感染感冒。對健康的人而言，不過是個「小感冒」，但對心臟異常的患者而言，感冒卻是個大負擔。因為有罹患感冒而使疾病急速惡化的前例，因此在感冒或流感流行期間，盡量不要到人多的場所。同時要過著規律而正常的生活，切勿睡眠不足。若不慎罹患感冒，應立即休養，並及早治癒。如果感冒有長期未癒的情況，務必與心肌病變症的主治醫師洽談。就算沒有任何問題，也不要忘了定期診察。

定期接受檢診，每年一次確認病情是否有變化（惡化）。即使只是少許的變化，也需讓專科醫師就心電圖予以確認，另加上心臟超音波、運動負荷試驗與霍特氏心電圖等檢查，一併進行檢討。

心律不整

心律不整是指心臟搏動紊亂或速度有變化

健康的心臟重複不斷地規律且正常的收縮與擴張，將血液從動脈送出。這種收縮與擴張的節奏（頻率）是由心臟從水分製造出的興奮（電氣搏動）來控制，在這過程中工作的細胞，稱為節律細胞。

領導整個心臟以一般頻率跳動的是右心房與上腔靜脈接合部位的竇結。該部位的細胞比心房或心室到處都有的節律細胞以更快速的頻率達到興奮，因此將電氣搏動的興奮傳到心肌，使肌肉收縮。這一電氣搏動可以傳至左、右心房，並先聚結於房室結，由此經過希氏束，再分別傳至右側束支及左側束支，接著透過蒲金氏纖維傳達，最後廣布整個心室壁。

電氣搏動的產生大約間隔一秒，成人在安靜狀態下，每分鐘會有六十～八十次（嬰兒每分鐘一五〇次以上，高齡者減少至五十次）。

所謂的心律不整，是指從竇結開始，原本規則的興奮發生方式變得忽快

小知識

心房顫動

邁入超高齡社會之後，心房顫動就成了一般的疾病，六十歲以上的人有五％能發現這個疾病，若與瓣膜症或心肌梗塞合併發生，就會演變成心臟衰竭。特別是心臟沒有疾病、而心搏過速卻維持長時間（一個月以上）發作的人，也可能會轉化成心臟衰竭，另外還容易形成血栓，進而造成血栓症，因此需請醫師指導預防方法並特別注意（請參照第九十頁）。

忽慢，或傳往心房或心室的方式緩慢，或從竇結以外的部位發出興奮而造成紊亂，或是脈搏的跳動方法有了變化。

心律不整的情形不一定都是疾病所致，健康的人也會因生理變化而引發心律不整的情況。在保持安靜、疼痛或噁心的同時，每分鐘脈搏數會降至四十次左右，而運動之後則會增至一分鐘一百次以上。

以上的情形都算是心律不整，卻不是疾病的表現，而是心臟功能的變化。此外，並非所有的心律不整都代表了異常，若健康的人也發現到異常之處，也有可能是非治療不可的疾病。

若對紊亂的脈搏感到在意，應該接受專科醫師的診察，以及針對疾病進行必要的治療。

心律不整大致分為心搏過速、心搏過緩、期外收縮等

心律不整有各式各樣的類型，但主要為心搏過速、心搏過緩、期外收縮，以及傳導束支傳導阻滯。

●心搏過速

成人的心臟收縮一分鐘超過一百次以上，就稱為心搏過速，也有超過兩百次以上的情形。患者在頸部或胸部能感受到怦怦的心悸。若心搏速度變快而搏動變小，會因為血流無法順暢流動而變得呼吸困難，血壓也跟著下降，意識也可能變得模糊。

心搏過速中屬於疾病的類型，有上心室性心搏過速、心室性心搏過速等較規律的情況，也有如心房顫動或心房撲動等心搏不規律又快速的情形。更嚴重

小知識

由心電圖所見的心律不整

P＝心房的興奮

QRS＝心室的興奮

T＝心室的回復

正常的心電圖

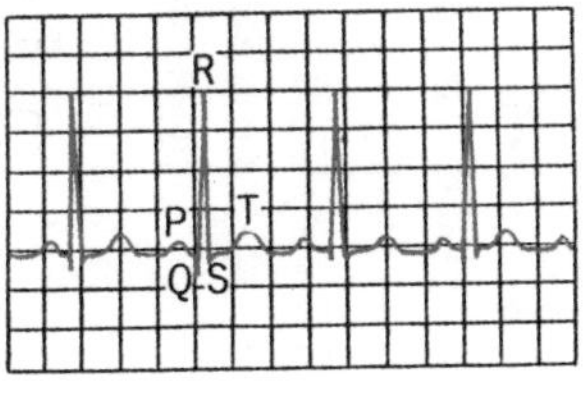

心房顫動

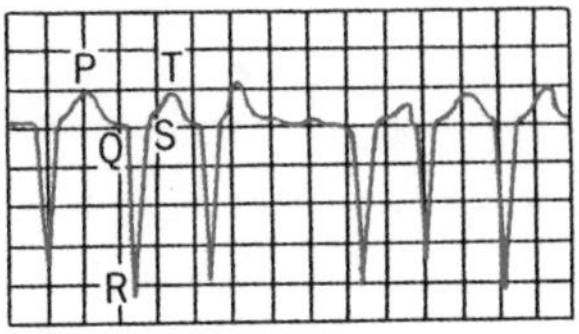

的還有分不清是心搏還是脈搏、血流停止的心室顫動這種能立即致命的情況。

●心搏過緩

與心搏過速相反，這是心臟的收縮次數變得非常少的情況。高齡者或運動選手等，在睡眠等安靜的狀態下，即使身體健康，每分鐘的心搏也會在五十次以下。持續而顯著的心搏過緩，或如心臟傳導阻滯有心臟暫時停止的情況（完全房室傳導阻滯或病竇症候群），則會導致失去意識、心臟衰竭、心室無法收縮（心室靜止）等危險。此外，心搏過緩會誘發危險的心搏過速，若心搏過速的情形持續不斷，有時也會混入心臟傳導阻滯的情形。

●期外收縮

心臟突然有如彈跳般的僅有一次用力的跳動，或心臟跳動幾下之後會有一次像是停止般的有感覺的心律不整，這種現象稱為期外收縮。這幾乎是每個人都可能會發生的情形，就算是心臟無異常的健康人也是如此。期外收縮的次數一旦增多，除了心悸之外，也會有頭暈、呼吸不順或胸痛、有壓迫感等。但是也有人在一天內發生數次的期外收縮，而本身卻毫無自覺。

期外收縮可分為由心房發生的上心室性期外收縮與從心室發生的心室性期外收縮。上心室性期外收縮若發作情形不多就沒問題。而心室性期外收縮即使一天發生達一百次，也完全不需要在意。若連續發生期外收縮，而且本身有自覺症狀，最好仔細接受檢查（霍特氏心電圖等），以採取適當的對策。

小知識

上心室性心搏過速與心室性心搏過速

心搏數突然增加，在一定時間內持續著規律的心搏過速，卻突然又停止的狀態，稱為陣發性心搏過速。而陣發性心搏過速，又分為上心室性心搏過速與心室性心搏過速。

●傳導束支傳導阻滯

電氣搏動的興奮傳遞到房室結後，經由右側束支傳往右心室，經由左側束支傳往左心室。若在這一過程中產生變化或障礙，無法順利傳達興奮或延遲傳遞，就稱為傳導束支傳導阻滯。

即使發生傳導束支傳導阻滯，對心臟活動不會有太大影響；但若已經併發其他嚴重的心臟病，就會造成重大問題。尤其是合併心肌梗塞或瓣膜症時，發生傳導束支傳導阻滯會是病況轉趨嚴重的原因。

右側傳導束支傳導阻滯比左側傳導束支傳導阻滯更容易發生，有時也會在沒有心臟病的人身上發現。因為沒有自覺症狀，不少人在拍攝心電圖之後才發現有問題。如果發現有此情形，應做定期檢查並監控其發展狀態。傳導束支傳導阻滯沒有治療方法，但除了伴隨房室傳導阻滯的特殊情況外，並沒有治療的必要。倘若因此而導致心律不整或心臟衰竭時，可以藉由心臟節律器進行治療。

心臟的興奮活動與心電圖

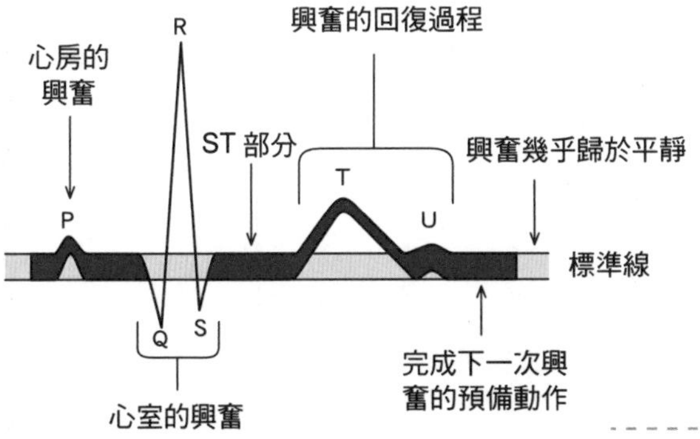

由竇結生成的興奮（電氣搏動）能夠傳遞到心房，而 P 波顯現出心房興奮，然後興奮從心房傳至房室結、希氏束，而能傳導至心室（QRS 波），終至興奮回復平靜，而顯現這個回復過程的是 T 波。

病態性心律不整

心房顫動、心房撲動

心房的收縮極端迅速，一分鐘內達到二五〇次以上的稱為心房撲動。若跳動次數較這個更加迅速，心房變得無法規則收縮的稱為心房顫動。這種狀態是心搏頻率與脈搏大小變得完全不規則。高血壓或過勞、飲食過量會引發短暫的發作。

若無瓣膜性心臟病或心肌梗塞等嚴重疾病，就不需要太過擔憂。這種情形好發於高齡者，亦可能發生於甲狀腺功能亢進症患者的身上。有可能形成心臟衰竭與血栓症的原因。

上心室性心搏過速

由心房或房室結發生的心跳過速現象，但若無心臟病，幾乎不會形成生命的危險，經常在罹患先天性副傳導路徑異常（WPW症候群）的患者身上發現。

沒有任何前兆，脈搏突然急速咚咚咚變得紊亂，並發生心悸現象，而發作停止的時候也是突然啪答地停止下來。由於一分鐘內會發生一五〇～二〇〇次以上的心跳過速現象，感覺心臟像是要

小知識

甲狀腺功能亢進症

由甲狀腺分泌的荷爾蒙過剩所導致，可發現心悸、甲狀腺腫大、手抖、心律不整、心搏過速（心房顫動）、血壓上升等症狀的疾病，本症大多是由葛瑞夫茲氏病所引起。好發於女性，多在二十～三十歲發病。

WPW症候群

WPW是取三位發現這個疾病的醫師姓名的第一個字母而來。美國籍心

停止了一般，因此初次發作的患者會有強烈的不安，呼吸也無法十分順暢地進行，進而變得痛苦。與心悸同時而來的還有頭暈、胸痛、呼吸困難，也有伴隨冒冷汗和嘔吐的情形。約半數的患者在疾病發作時還能發現頻尿的症狀。

心搏過速發作時，可採取下列有效的應急方式。

- 採取輕鬆的姿勢，慢慢做腹式深呼吸。
- 一口喝下約占水杯七分滿的水。
- 用手指或湯匙伸進喉嚨，並壓著舌頭來進行嘔吐。
- 用力拍胸並按摩背部。

但若情況越來越惡化，需呼叫救護車。針對WPW症候群，可以對副傳導路徑採取心律不整經導管燒灼術。

心雜音與心臟病的診斷

將聽診器貼於身體，可以聽見瓣膜的關閉聲、心臟壁收縮時的緊張而發出的聲音、激烈血流震動動脈壁的聲音等等。

醫生藉著聽診器，將這些聲音的遲緩或強度的不同，或正常時不應該聽見的聲音等，從各種聲音的變化來掌握心臟的異常情況。由於某些心臟病有特別的心雜音，因此若心臟專科醫師的經驗足夠，可以從特別的心雜音來下診斷。

不僅止於心臟病，無論是何種疾病，都應該經過問診、聽診等基本的診察，加上患者自覺症狀的確實經過，在醫師指導患者進行疾病管理及生活指導之前，可以經由以上的方式得到許多資訊。

臟專科醫師 Louis Wolff，義大利醫師 Sir John Parkinson，以及美國心臟專科醫師 Paul D. White。

心律不整經導管燒灼術（電灼法）

電極導管經由大腿的腹股溝或鎖骨下方插入至目標處，利用高周波能源進行電燒切除的治療法。是安全性極高且非外科的根本治療法，特別對治療WPW症候群的效果很高，針對左側的副傳導路徑約有百分之百的成功率，針對後中膈與右側的副傳導路徑則有九〇%的成功率。其他也使用在陣發性心搏過速、心房撲動、心房性心搏過速、心房性心搏過速、心室性心搏過速等疾病。

高危險性心律不整

心室性心搏過速與心室顫動

所謂心室性心搏過速，是由於心搏過速的源頭來自於心室，較上心室性心搏過速少的心律不整。天生的心律不整的疾病（QT延長症候群或Brugada氏症候群）、心肌梗塞、心臟衰竭、急性毛地黃中毒等，容易伴隨重症的心臟病而發生，也可能有心搏每分鐘在一二〇次以上，有冒冷汗、胸痛或呼吸困難等感覺，或是有血壓低下、意識模糊的情形。由於偶而有轉移成致命的心室顫動的情形，所以有必要以最快速度做處置。猝死的原因有七〇％～八〇％是由於心室顫動造成。就因為如此，而成為需要緊急處理的症狀。

心室性心搏過速發作時，若患者失去意識，需給予電擊治療，若患者仍有意識，則用靜脈注射麻醉藥來做全身麻醉，或由靜脈投予抗心律不整藥。倘若心室顫動發作，敲擊胸腔後心跳假使仍未恢復，則持續施行心外按摩及人工呼吸，並進行電擊治療（除顫）。

最近，除了理應有此設備的醫院，

小知識

植入型自動電擊器
（ICD，implantable cardioverter defibrillator）

因心室性心搏過速與心室顫動而暈厥的人，在放任不顧就會威脅生命的情況時，用小型的體外電擊器施行植入體內的治療法。在發生心室性心搏過速等問題時，能自動感應、並放出弱小電流導正心律不整。手術也幾乎是使用與心臟節律器同樣的方法便可完成。由於頻繁的運作會造成患者的不適

在人群聚集且情緒容易傾向亢奮的體育場等處所，也有準備體外自動電擊器（AED），若有人因心室顫動而喪失意識，請即刻（四分鐘之內）有效利用AED（請參照第十三頁）。

此外，心室顫動反覆發作的患者（例如Brugada氏症候群），會在胸腔進行植入型自動電擊器的植入手術。而內科部分，則是在靜脈投予升壓藥或抗心律不整藥等治療。

心臟傳導阻滯與病竇症候群

心臟規則收縮的興奮無法由心房正常傳導至心室，稱為心臟傳導阻滯（房室傳導阻滯）。患者有從毫無症狀到心臟停止而陷入意識喪失的危險等各種不同的情況。有意識喪失發作經驗的人，每天有一次以上的某些症狀反應的感覺，請留意細數脈搏。若有自覺症狀的情況，原則上會植入心臟節律器。

此外，竇結所製造的電氣搏動無法快速傳達到周圍的心房肌肉，這種情形稱為竇房傳導阻滯，在那其中，有慢性器質性異常問題的稱為病竇症候群。病竇症候群也會發生在年輕人身上，但出現在中年到高齡者的情形更多。發生原因多為不明，但與高血壓或缺血性心臟病合併發生的情形不少。

由於會引起明顯的心搏過緩，因此患者容易感到疲累，也有頭重、頭暈或暈厥的情況。只是，這當中亦有心搏過速與心搏過緩夾雜發生的情形。對於經常會失去意識的人而言，需植入心臟節律器當作治療方式。

感，電池的消耗速度也快，因此也會併用電灼法或抗心律不整藥的方法。

心臟節律器

所謂的人工心臟節律器，是代替無法製造規則且正常搏動的心臟，給予電氣刺激而使心臟搏動的裝置。製造規則且正常的搏動頻率的治療，稱為調整器。除此之外，也有從體外給予電氣刺激的方法，一般稱為心臟節律器是指植入體內的類型。最近已被小型輕量化，且重量僅有二十公克。

將心臟節律器由鎖骨之下利用導線將之置入心臟內的手術，約一～二小時可完成。以前的心臟節律器僅能於一處給予刺激，但近來已有能依序給

亞當・史托克症候群

一旦發生心臟傳導阻滯或心肌梗塞的情形，可能會導致心臟停止或顯著的心搏過速，心搏出血量因而急減，血壓變低下。因此，可能有運輸至腦部的血液極端減少而失去意識的情況，這種情形稱為亞當・史托克症候群（Adams-Stokes）。這是一種症狀勝於病名的疾病。因為腦部血液減少，所以患者在步行中或突然抬頭時，會覺得頭暈或眼前昏暗。若演變成重症，可能會因手腳無力而昏倒、失去意識且全身痙攣。呼吸也可能中止，甚至有當場死亡的危險。

心臟猝死、睡眠窒息症

猝死是指「發病開始的二十四小時內非預期的心因性（非出於事故）死亡」。其中六〇%～八〇%是因為心肌梗塞或心律不整（特別是QT延長症候群或Brugada氏症候群）、心肌炎等心臟病；其次則多為腦血管疾病的緣故。

此外，睡眠窒息症是經常發生於年輕人身上的急性猝死症，但最直接的原因，可說是由危險的心搏過速性心律不整所產生的心室顫動等心律不整的情形。

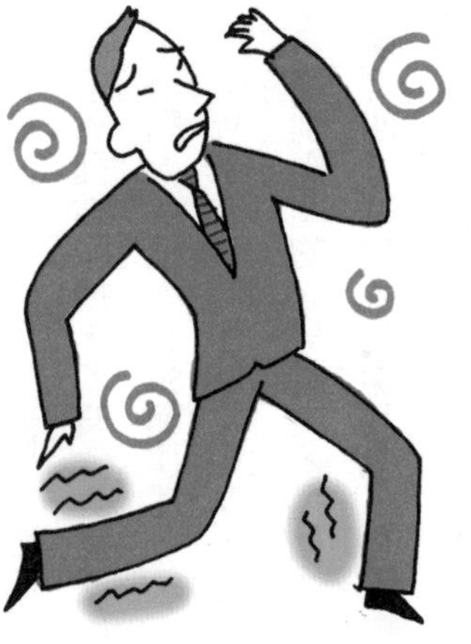

予心房與心室兩處刺激的DDD型，或裝置在左心室和右心室，甚至是左心室之中的兩處等，以各種形式來提供刺激。

由於心臟節律器裝載電池，因此必須於一定期限內做電池交換手術。另外亦有必要定期受診，檢查心臟節律器是否有正確作動。因心臟節律器會發出微弱的電磁波，使用手機等物品大多數不會發生問題，但依種類的不同，可能有部分無法接受MRI檢查，因此必須與主治醫師詳細說明。此外也有與心臟節律器相似的裝置，稱為植入型自動電擊器。

心律不整 Q&A

Q 心電圖的波形顯現出什麼意思？

我常聽人說心電圖的ST波如何如何的，請問那些波表示了什麼意思呢？

A 心電圖是將心臟的興奮過程以圖表表示。

心電圖是將心臟收縮時發出的興奮由開始到結束的電氣變化圖像化。從這個檢查可以知道節律存在於何處或是如何作動、心臟的興奮發生方法及傳導方法、脈搏異常（心律不整等）、心房與心室的肥大、心肌的缺血及障礙、壞死的程度與場所、血液中的電解質狀態等情況。

心電圖最厲害的一點是對於心律不整的解析，因此也被用於狹心症與心肌梗塞的診斷。

心臟的興奮是起於右心房之上的大靜脈與接合部位的竇結，約有三條系統傳達心房的興奮（P波），傳遞至心房全體後到達房室結，約暫停〇・一秒之後進入心室（請參照第八十九頁），接著廣布於心室，這是QRS波。這個興奮順利的消失後並不會發生ST的變位，興奮的回復過程與興奮的位置以相反的順序發生，因此T波與QRS波朝向相同的方向。興奮幾乎呈現停止，最後能看見一個微小的U波。這是心室內的傳導系統（蒲金氏纖維）回復的波形，因而在最後能看見微小的波。QRS波的異常可見於心房、心室的肌細胞發生興奮的順序（傳導方法）產生變化或阻斷時（心臟傳導阻滯），或因心肌梗塞或心肌炎而造成一部分肌肉的壞死的情況。

心肌若有缺血，或有異常的情況時，ST部分會比基準線上升或低下，T部分則呈現平坦或陰性（朝下）。這樣的異常情形能由「心臟缺血」、「缺氧」、「心肌的傷變或壞死」、「興奮傳導異常」看出。

其他類型心臟病

發炎性疾病

●心肌炎

由於受病毒或細菌等感染，引起心臟的肌肉發炎的狀態，稱為心肌炎。心肌炎雖然好發於兒童，但成人與高齡者受感染也並不罕見，因此要多注意。

心肌炎可分為急性心肌炎與慢性心肌炎。

急性心肌炎的症狀，因為引發疾病原因的咽・喉頭炎、支氣管炎等症狀都是隱性而不明顯的，所以發現時病情可能已變得棘手。也有因突發的鬱血性心臟衰竭、房室傳導阻滯等心律不整引起的疾病而發現的情形。加上發熱、頭痛、咳嗽、咽頭痛等感染症狀，心律不整、胸痛、胸部壓迫感、呼吸不順、心悸、水腫、頭暈、意識喪失、痙攣等症狀出現時，有請醫師診察的必要。

心肌炎的原因除了病毒及細菌（白喉棒狀桿菌、肺炎球菌等）之外，真菌（黴菌）、立克次病原體、寄生蟲、藥品、毒物、電激療法、放射線、中暑等各種情形也會造成。尤其是有原本認為

小知識

白喉

白喉是由白喉棒狀桿菌所感染，喉嚨會發紅且腫痛，然後會出現如白膜般覆蓋的感染症。並且，心肌炎的發作為其代表的感染症，最近由於預防接種普及，幾乎已經絕跡。

是感冒，診斷結果卻是心肌炎的情形，因此罹患感冒後的運動與旅行等活動必須十分謹慎。此外，心肌炎也可能是風濕熱、關節風濕、全身性紅斑性狼瘡等的結締組織病、川崎病等全身性疾病的症狀之一。

再者，稱為Fiedler心肌炎或惡性心肌炎，也有在如同感冒一般症狀之後，發生伴隨暈厥的心臟發作，由數日到數週內死亡的重症。

釐清病因的狀況後，針對病因做治療，以及治療以鬱血性心臟衰竭、房室傳導阻滯為起源的心律不整。同時也要注意保持安靜及充分的營養。有心搏過緩情形時，使用心臟節律器。若立即對疾病施予適當的治療，在非為重症的情況下，可在數日或數週內治癒。

慢性心肌炎發病的原因多為不明，但有在急性心肌炎發作之後反覆發作的例子。亦有顯現出心悸、呼吸不順等症狀的情況，但多半都是沒有症狀的。在症狀出現的時候，保持安靜與針對心律不整和鬱血性心臟衰竭做治療是必要的。由於有從慢性心肌炎轉變為擴張型心肌病變症的情況，因此即使毫無症狀，也請定期接受專科醫師診療。

●心膜炎（心包膜炎）

包覆在心臟外側的膜（心包膜或心膜）有發炎的情況，分為急性心包膜炎與慢性黏連性心包炎。大多數為病毒等引發的急性感染症，會因結締組織病、惡性腫瘤的轉移、腎臟衰竭等合併症而發生，亦有發病原因不明的情況。

急性心包膜炎是心包膜腔內聚積了

小知識

全身性紅斑性狼瘡

與關節風濕同樣都屬於結締組織病之一，好發於女性。症狀是高燒、關節痛、紅斑等之外，也可見到腎功能低下的症狀。

結締組織病

細胞與細胞間連接的結合組織產生變化而衍生的疾病。過去病情變得棘手而死亡的人數也不少，但由於近來治療方法進步的緣故，得以回工作崗位上工作的人也增加了。只是，這個疾病容易轉為慢性化，因此務必早日接受專科醫師的治療。

心包液，進而壓迫到心臟，造成前胸部疼痛與呼吸困難。其他還有咳嗽、吞嚥障礙、由感染而造成的心膜炎，會有三十八度左右的發燒、發汗、全身倦怠感等現象。一旦心包液集積在心膜腔，導致內壓上升，心臟就無法充分擴張，這種現象稱為心臟填塞。全身的靜脈發生鬱滯的同時，亦可發現頸動脈擴張、肝臟腫大、腹部膨脹等狀況。保持安靜，在治療疾病的同時以針穿刺心膜腔抽取心包膜積液。如患者有反覆積液的情況，則可利用心包膜引流的方式，持續將引流管插入心包膜內，或施行手術切除心包膜。

至於慢性黏連性心包炎，是慢性化的心膜炎導致心膜與心肌的外層縮窄沾連、變硬而使心臟的收縮與擴張不完全，繼而引起鬱血。這稱為窄縮性心包炎。這個疾病會引起腹部膨滿感、腹水、足部水腫、心悸、呼吸困難、肝臟腫大、黃疸等症狀。若知道發病原因，請針對此病因進行治療，發病原因不明者，則請於早期執行切除心包膜手術。

●心內膜炎

心臟壁的內層心膜發炎的狀態。有瓣膜性心臟病、先天性心臟病、缺血性心臟病的患者與高齡者容易罹患的感染性心內膜炎，以及罹患風濕熱時會引發的風濕性心內膜炎。

感染性心內膜炎是在進行拔牙、蟲咬、導尿、手術時，細菌趁隙進入心臟，附著在瓣膜上而引發。患者會有三十八度左右的發燒、寒顫、發汗、倦怠等如同感冒一般的症狀。服用退燒藥或

小知識

腎臟衰竭

腎臟製造尿液的功能無法順利達成的狀態。若腎臟衰竭的狀況持續進化，會因尿液無法排出而導致尿毒症，手腳與臉部浮腫、肺腔積水（肺水腫）、心臟衰竭，還有生命危險之虞。在尚未形成肺水腫狀態之前，有進行透析治療的必要。

抗生素，病期可能會延長，此時的眼球結膜、口腔內、指甲之下等地方會發現小型的出血斑，手腳的指甲尖端有壓痛並伴隨產生小結節的情形，手腳會出現杵狀指（請參閱圖示）。也可能有血尿，或因中風而暈倒的情形。若心臟患者發燒，且持續四～五天沒有退燒的情形，則有罹患感染性心內膜炎的可能性，請及早接受專科醫師診察。另外，

杵狀指

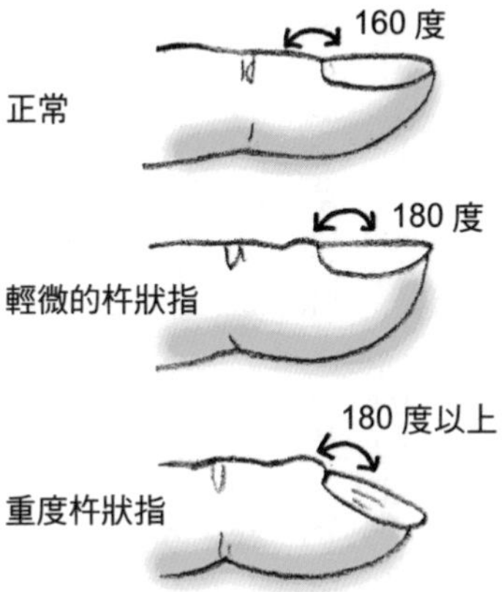

患有瓣膜性心臟病與先天性心臟病的人，在接受拔牙、扁桃腺手術、生產或婦科手術、泌尿器科手術時，請與醫師詳談，並服用抗生素以預防細菌感染。

風濕性心內膜炎則是罹患風濕熱時與心肌炎同時發作、由慢性發炎而產生瓣膜的硬化及變形，亦有可能演變為瓣膜性心臟病的原因。

●心臟腫瘤

在心臟形成的腫瘤，有四分之三屬於良性腫瘤，若能靠手術摘除，就得以完全治癒。假若是惡性腫瘤，則大多是由其他臟器所轉移而產生的，多數是來自肺癌，以及位在左右肺之間的縱膈腔的縱膈腫瘤轉移來，此外還有從胃癌、腎臟癌、乳癌、肝癌等處轉移來的情形。

小知識

導尿

導尿管經由尿道插入膀胱，將尿液排出。由於手術後患者無法下床如廁，於是進行導尿，但可能因此造成尿道裂傷，病毒或細菌等趁隙進入，導致尿道炎、膀胱炎等產生。

●肺性心病

因為肺部有疾病而導致肺部血管的阻抗增加，因此肺動脈壓跟著升高，而讓心臟的負擔增加，繼而會出現右心室肥大及心臟衰竭的症狀。肺性心病可分為慢性及急性，一般所說的肺性心病，是指慢性肺性心病而言。慢性肺性心病在發展中時，會發現足部和臉部浮腫的狀況，而勞動時則有呼吸困難的情形，但初期不會出現肺性心病的特徵症狀。若演變成重症，則會出現頭昏、暈厥、發紺、杵狀指等症狀。

針對病因進行治療的同時，肺血管的阻抗下降，右心室的負擔減輕。重症的呼吸衰竭則會將氣管切開，並使用人工呼吸器。急性肺性心病由於肺栓塞（請參照第一二四頁）的原因，使肺動脈的壓力急遽上升，因為右心室的負擔明顯升高，若不立即加以治療，瀕臨死亡的可能性很高。

●原發性肺動脈高壓

這是指肺動脈壓異常升高，但發生原因不明。好發於女性，特別是二十～三十歲左右最常見。症狀有呼吸困難、暈厥、胸痛、虛脫感等。會使用緩和神經緊張、擴張肺動脈的藥物，或是使用氧氣吸入的方法治療。若仍是沒有效果，病狀繼續惡化，就沒有能徹底治癒的方法。在重症的情況下，生命可能受到威脅。

●心臟神經官能症・神經性循環無力症

個性較為神經質的人，明明心臟完全沒有問題，卻總是覺得自己有心臟病的症狀，這種情形就稱為心臟神經官能

小知識

心臟神經官能症的診療

胸腔有疼痛的情況，但到心臟血管科檢查後並無發現異常，而被診斷為心臟神經官能症時，接受精神科或神經內科的診療也是解決辦法之一。精神科醫師與神經內科醫師都是治療內心疾病的專科醫師，多能緩慢而仔細的聽患者說話。

先天性心臟病

除了心房中膈缺損、主動脈竇瘤破裂之外，還有以下的種類。左右心室間壁的心室中膈有破洞，稱為心室中膈缺損。心房中膈與心室中膈交叉部分有破洞，稱為心內膜墊缺損（ECD）。胎兒時期肺動脈與下行主動脈之間

症。有此現象多是在戰場或社會上面臨強烈競爭所造成的壓力，因而引起不安的狀況。神經性循環無力症亦是因為壓力而使原本的因子容易受影響，由心悸亢進的感覺為開端，繼而招致自律神經的症狀，但對心臟而言，它並不屬於疾病的範圍。

此疾病與心臟、呼吸等相關，會表現出多種症狀，且症狀的表現程度與種類並不固定。其中心悸、胸痛、嘆息、窒息感、疲勞感等症狀較為常見。尤其心悸是無誘因而發生，持續時間從數分鐘到數小時，而後才逐漸變得輕鬆。如針刺般的胸痛情形較多，而疼痛部位在前胸部左側、心臟搏動處較有感覺，但也有疼痛移動的情形。若按壓疼痛部位，能感覺到疼痛的情形並不少。

治療最重要的，是能得到親自站在患者角度聽其敘述痛苦，進而理解的醫師的協助。然後，取得那位醫師確信的、對生命沒有不安威脅的檢查或指導，利用精神療法等方法，強力忍耐且持續努力的解決壓力的來源。

舉例來說，一進入電梯就覺得喘不過氣的人，請戴著心電圖，並請醫師或護士陪同，反覆的於短時間試乘電梯，逐漸的建立自己的自信。

心臟神經官能症絕非心臟有病變，因此除了精神的要素之外，必定不會出現身體的症狀。因此請勿過於陷入神經質，並請留心保持輕鬆狀態。

此外，為了避免壓力或過勞的累積，請藉著運動等方式發散情緒，並自我尋找心境轉換的方法。

連繫的心臟導管於出生後沒有閉合的開放性動脈導管（PDA）、法洛氏四合症（請參照第四十一頁）、肺動脈瓣變狹窄的肺動脈瓣狹窄（PS）、主動脈的一部分變狹窄的主動脈瓣狹窄（AS）、只有一個心室的單一心室，以及與正常心臟相反，主動脈從右心室連接而出，而肺動脈從左心室連接而出的大血管轉位（TGA）等。若為重症，在出生後一年內可能轉為心臟衰竭，有必要在早期接受手術。

成人的先天性心臟病

先天性心臟病幾乎在嬰兒時期便會顯現症狀，但也可能發生在成人身上。

●心房中膈缺損

這是指右心房與左心房間的分隔間壁（心房中膈）有孔洞，左心房的血液因此流入右心房的疾病。若開孔過小，也有可能在孩童時期未被發現。但是隨著年齡增加，進入中年之後，心臟衰竭或心律不整等症狀就會出現（也有六十歲以上而未有症狀的情形）。

進行手術的時間視患者的狀況而定，但過了三十歲，患者就會出現些微的症狀，四十歲以上便容易引發心臟衰竭，因此在三十歲以前接受手術最為理想。心房中膈缺損以手術方式治療的情況較多，可說是安全的手術之一。

●主動脈竇瘤破裂

主動脈竇是主動脈起始的部分存在著三處凹窪（左冠狀動脈竇、右冠狀動脈竇、無名冠狀動脈竇），而左冠狀動脈、右冠狀動脈分別從左右側的冠狀動脈竇分支出去。

主動脈起始部位構造先天不完全而脆弱，導致動脈瘤形成，動脈瘤破裂的疾病稱為主動脈竇瘤破裂。破裂時，血液自主動脈流向右心室或右心房，右心房因血液增加而擴大。主動脈竇破裂前沒有症狀，但破裂時常有呼吸困難、胸痛，惡化會發生心臟衰竭。好發於男性，尤其是三十～四十歲左右，少數會迅速死亡。破裂後及早接受裂口縫合手術，心臟功能可恢復正常。

小知識

衣原體

衣原體是小型細菌的一種，而衣原體感染症則是性感染症，以年輕人為中心而廣布，若感染了衣原體，尿道及子宮頸亦會跟著發炎，由於也容易感染上其他的性感染症，檢診時最好一併做其他部分的檢查。另外，衣原體還有引發砂眼或肺炎的類型，與心肌梗塞有關聯的是引發肺炎的衣原體類型。

健康加油站

全身性疾病與心臟

心臟有疾病的人也容易罹患感冒，拔牙所施行的麻醉也需要特別注意，此外也不能隨便接受預防注射。心臟是直接攸關生命的臟器，因此心臟有疾病的人，全身的所有疾病或會產生影響的處置，都有注意的必要。

再者，全身性疾病會觸及影響心臟，或直接，或因轉移而引發心臟疾病等的情況眾多。風濕熱會引起風濕性心肌炎或心內膜炎，或殘留瓣膜性心臟病的問題，細菌進入血管內而引發的敗血症，若加上患者原有的心臟病，便會引起細菌性心內膜炎，即使給予再多有效的抗生素也無法達到效果，是非常難以治療的疾病。

也有流行性感冒等病毒所引起的全身感染，與心肌炎合併發作的情形。

最近，由於衣原體感染而使動脈硬化的情形進化，進而有演變為心肌梗塞的情況，而高血壓則讓患者從心臟肥大進而得到高血壓性疾病。全身的動脈硬化則使心臟引起缺血性心臟病。全身性紅斑性狼瘡等的結締組織病則會引起心膜炎、心肌炎、瓣膜性心臟病、肺動脈高壓、心臟肥大、心肌梗塞等各種類型的心臟病。

另外，甲狀腺功能亢進或貧血會引發心搏過速，且會造成心臟的負擔。子宮肌瘤因出血導致貧血的心臟，也被稱為「肌瘤性心臟病」。一旦甲狀腺功能亢進症造成心搏過速，同時利用氧氣治療卻無法達到效果，則容易演變成心房顫動（被分類為續發性心肌病變症），或心臟衰竭的情形。

除此之外，對心臟影響所及的全身性疾病不勝枚舉。出現心悸、呼吸不順等被認為是心臟病的症狀時，應習慣懷疑其為心臟病的合併症，並接受心臟專科醫師的診察。

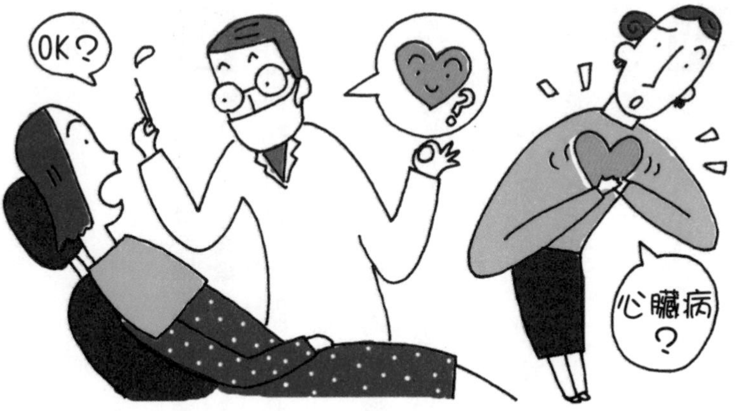

心臟病的預防 Q&A

Q 醫師診斷我有運動員心臟

做健康檢查的時候，醫師說：「你的心臟偏大。看起來像運動員心臟，但是接受一次詳細的檢查比較好。」請問運動員心臟是指何種狀態呢？

A 為適應激烈運動而變得肥大、擴張的心臟。

在發育全盛期時進行游泳、籃球、馬拉松等需要持久力的激烈運動，經過經年累月的練習後，為適應運動中增加的血液搏出量而引起的現象。心臟變得肥大、擴張，保持安靜狀態時，脈搏量會減少，運動時心臟的血液搏出量則達到安靜狀態的十倍。與瓣膜性心臟病等心臟疾病無關，卻有心臟異常肥大的現象，稱為運動員心臟。

這種情況一般無自覺狀態，但進行激烈運動之後，還是會有人感到些微的胸痛。雖然能夠理解運動員心臟是心臟對於過度激烈的負擔所做的適應表現，但有心律不整、心電圖有明顯異常以及有自覺症狀的人，應該接受一次心臟專科醫師的精密檢查。由於有所謂的原發性心肌病變症，以及原因未明的心臟肥大的疾病，因此有必要與以上的症狀區別。若明顯有呼吸不順與水腫的情況，確認有無併發瓣膜性心臟病、風濕熱、高血壓等疾病。

Q 若有運動員心臟，日常生活應注意哪些事項？

目前我偶而會在閒暇時間打高爾夫球當作運動，但由於我從高中到大學一直都是田徑社的馬拉松長跑選手，因此在健康檢查中被發現有心臟肥大的情形，經過精密檢查的結果，被診斷出有運動員心臟的問題，請問日常生活中有哪些注意事項？

A 接受一年一次的胸部X光與心電圖檢查。

心臟有輕微的肥大與心搏過緩

現象，而本身無自覺症狀，心電圖也僅有輕微異常的情況時，過著平常的生活即可，但有必要接受一年一次的胸部X光檢查與心電圖檢查，並請醫師與前次的檢查結果做比較後進行診斷。

正值發育全盛期的孩子們，因為激烈的運動練習而造成心臟負擔的時候，若因營養不足而有貧血傾向，可能會引起輕微心臟肥大。

成長期的孩子在進行激烈運動時，有必要在專家的指導下，充分攝取營養與休息。

Q 病毒性心肌炎的後遺症為何？

伴隨嚴重發燒的感冒治癒後的第一天，我在廚房烹調食物時昏倒了。因為被診斷出得了病毒性心肌炎，所以我住了兩個禮拜的CCU，雖然慶幸自己康復了，但短暫性的心肌炎也會出現後遺症嗎？若是真的發生了，又會出現什麼樣的後遺症呢？

A 病毒會殘存在心臟，心律不整等症狀也會殘留。

病毒性心肌炎是病毒侵入心臟而使心肌發炎的症狀。依據病毒種類與感染程度以及患者本身的抵抗力，從輕微幾乎沒感覺到最嚴重的程度，呈現的症狀各式各樣。

即使患者恢復健康，只要抵抗力一變弱，殘存的病毒就有可能活性化，心肌炎也可能再度發作。

心肌炎若是慢性化，也有可能轉為心室瘤。由於瘤不會收縮，而心室收縮的時候瘤隨之被拉開，因此會出現心律不整。心肌炎所造成的胸痛大部分都是出自心律不整的原因。只有在發生心律不整時那種緊縮的疼痛，多會長時間持續。

不僅只有心律不整，少量的酒精也會造成心室心搏過速的現象。

引發心肌炎後，心電圖也看得出異常。覺醒劑與可卡因的使用者可能心房、心室變形成特別形狀，稱為「章魚壺心肌病變症」，此時「壺」的部分會有發炎、強烈胸痛等特徵。若照心電圖，會出現類似心肌梗塞後異常的ST波波形圖。

動脈硬化

動脈硬化是指動脈失去原有彈性的狀態

血管壁由內側開始，分為內膜、中膜、外膜三層，內膜表面覆有內皮細胞。內皮細胞的表面柔順而平滑，因此血液不論流往何處都不會中止，且能夠平順流動。動脈含有結合組織與彈力纖維，能組成柔順有彈力的構造。

但是，隨著年齡增加，動脈失去了原有的柔順彈力，不但管壁變硬，內腔亦漸漸狹窄，血液變得難以流動，這種情形便是動脈硬化。

動脈硬化分為腎臟或腦部的細小動脈發生的細小動脈硬化，動脈壁中膜鈣化的中膜鈣化硬化，與膽固醇等物質沉積在內壁的粥狀（動脈）硬化（粉瘤硬化）。若患者持續有高血壓的狀態，便容易引發細小動脈硬化，而中膜鈣化硬化則是上了年紀後容易受到影響。這三種類型之中，引起心肌梗塞的成因便是粥狀硬化。

血液中飽含脂肪就易引起粥狀硬化

動脈血液中溶解了多種的營養，但

小知識

膽固醇

膽固醇會對身體造成不良的影響，這件事有被過度強調的傾向，其實膽固醇是人體不可缺乏的物質。是被使用來當作性荷爾蒙、腎上腺皮質荷爾蒙、脂肪消化液的膽汁等原料，也是細胞膜的組成成分。

其中的脂肪——特別是膽固醇——含量過多時，就易引發動脈硬化。

膽固醇除了包含於食物內容之外，也能在肝臟中製造，並釋放於血液裡。但因為脂肪無法直接溶解在血液等液體中，必須要與稱為「脂蛋白」的蛋白質結合才能溶解。脂蛋白依密度的不同而種類各異。從肝臟運至組織末端時，與密度低的ＬＤＬ脂蛋白結合，成為低密度脂蛋白膽固醇；由組織末端回到肝臟時，與密度高的ＨＤＬ結合，成為高密度脂蛋白膽固醇。而輸送往末端的低密度脂蛋白膽固醇的量與自末端返回的高密度脂蛋白膽固醇的量若能取得平衡，就不會發生問題，但假使低密度脂蛋白膽固醇的量變多，便會使血液呈現混濁泥濘的狀態。

動脈硬化的成因

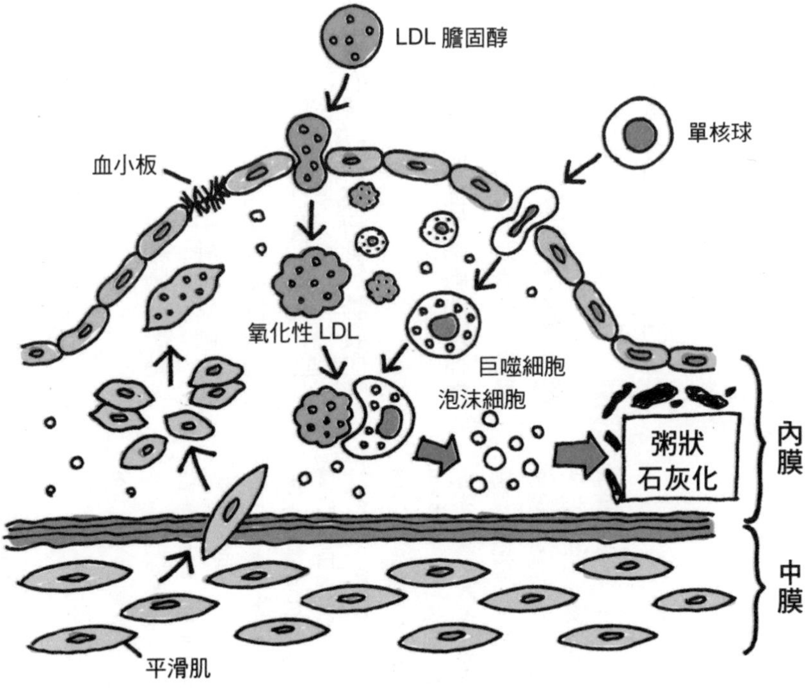

動脈的內皮細胞因某些因素而損傷時，低密度脂蛋白膽固醇會由受損部位侵入動脈壁內層。進入動脈壁內層的低密度脂蛋白膽固醇，會因氧化壓力作用而變成氧化性ＬＤＬ。另外，稱為單核球的白血球與在內皮細胞表面成形的細胞黏著分子融合，進入細胞壁後，轉化成巨噬細胞，將氧化性ＬＤＬ吃掉（吞噬）。巨噬細胞是細菌或病毒等異物侵入時負責吞噬異物的細胞，也就是說，巨噬細胞將氧化性ＬＤＬ當異物吞噬，結果本身轉變成泡沫細胞，繼而形成粥狀硬化（粥狀瘤），在動脈內腔堆積。

動脈出現粥狀硬化處的表面呈現既薄又軟的不安定狀態（稱為不穩定動脈硬化塊），會因血壓的變動等因素，變得容易破裂。一旦發生破裂，血小板會為了填塞裂縫而凝集，進而造成血栓。血栓阻礙了血液流通，便會引起狹心症或心肌梗塞。

血小板對血管的內皮細胞有著黏著和抑制的作用，但若是引發動脈硬化塊的破綻，血小板的抑制功能便會轉為低下，並且容易聚積在一起。而後，血小板會釋出讓血管收縮的物質，誘發血管收縮或痙攣。

如此所形成的血栓使動脈的內徑變得狹窄，光是這樣的情形血流便容易受阻塞，但無論血管內徑變得多麼的寬大，血流依然會受到阻礙。

高密度脂蛋白膽固醇因為有防止動脈硬化的功能，稱為「好膽固醇」。相反地，會促進動脈硬化的低密度脂蛋白膽固醇，就稱為「壞膽固醇」。

小知識

脂蛋白

脂蛋白（lipoprotein）依比重高低的順序，可以分為高密度脂蛋白（ＨＤＬ，high density lipoprotein）、低密度脂蛋白（ＬＤＬ，low density lipoprotein）、極低密度脂蛋白（ＶＬＤＬ，very low density lipoprotein）、乳糜微粒（chylomicron）四個種類。極低密度脂蛋白搬運三酸甘油脂與膽固醇，而乳糜微粒的密度最低，卻是粒子最大的脂蛋白，負責搬運三酸甘油脂。

肥胖、高血壓、糖尿病等促進動脈硬化

動脈硬化的真正原因雖然仍未解明，但引發動脈硬化最大的條件是年齡。因此，罹患動脈硬化的高齡者占壓倒性多數。男女患者的人數相比則是男性較多，而女性在停經期以後或做卵巢切除手術之後，動脈硬化的情形就會開始進行。也就是說，女性荷爾蒙對動脈硬化的進行有預防的效果。

除此之外，脂肪若呈過剩狀態，則會成為動脈硬化的誘因。特別是低密度脂蛋白膽固醇較多、高密度脂蛋白膽固醇較少的狀態，身體健康就會出現問題。膽固醇的標準值有如列表，因此應與健康檢查等檢查結果相對照比較（請參照第一一二頁）。

高血脂症為家族性遺傳的情況較多，因此有許多罹患高血脂症的親戚的人需特別注意。當然，即使沒有這樣的體質，但攝取大量的脂肪——特別是攝取多量動物性脂肪的人，以及肥胖的人，都容易罹患高血脂症，因此請注意飲食不要過量，並避免運動不足的情形。肥胖的情況中，不屬於脂肪囤積於臀部等部位的皮下脂肪型肥胖，而是囤積於內臟部位的內臟脂肪型肥胖的人，罹患高血脂症的風險較高（請參照第一七八頁）。

至於疾病方面，與動脈硬化有深厚關係的是高血壓與糖尿病。肥胖、高血壓、糖尿病等疾病，即使個別來看症狀是輕微的，但若同時罹患兩個疾病以上，風險便會大幅增加，因此請好好的

小知識

血小板

含於血液之中，負責血液的凝結止血功能。因此，血小板一旦不足，就變得容易出血。但是，凝結止血的功能與發生動脈硬化過程中的血栓形成有關聯，反而演變成不良的功用。

控制個別的疾病。

至於其他特殊的情況，例如有血管炎或黃色瘤的人、五十歲以下罹患有耳垂的皺壁症候群（皺紋）的人，也容易引起動脈硬化。

此外，抽菸、過度勞累、緊張過度、不安等各種壓力，也會促進動脈硬化發生。

動脈硬化大多是受生活習慣病所影響

雖然是依據何種動脈的病變最強，繼而引發全身各種臟器的疾病，但疾病發生部位最多的是主動脈、冠狀動脈（心臟）、腦動脈、腎動脈，以及足部的動脈。

主動脈會引起主動脈瘤或剝離性主動脈瘤，冠狀動脈會造成狹心症與心肌梗塞，腦動脈會造成腦梗塞或腦出血、短暫性腦缺血發作，腎動脈會造成腎硬化症與腎血管性高血壓，足部動脈則會因末梢阻塞而引起間歇性跛行。

statin 或纖維酸類等有效藥陸續推出

最近，控制動脈硬化的新藥大量被開發，並且開始普及。代表性藥物有阻礙膽固醇合成酵素活動的 statin 類型藥劑（HMG-CoA還原酶抑制劑）的 **pravastatin**（商品名 **mevalotin**）、**simvastatin**（商品名 **zocor**）、**fluvastatin**（商品名 **lescol**）、**atovastatin**（商品名 **lipitor**）等被使用。服用上述的藥，就容易控制膽固醇了。

而抑制三酸甘油脂的藥，則有纖維酸類型藥劑的 **clofibrate**（商品名 **hypos-**

小知識

黃色瘤　細胞質中含多量脂肪的結節（瘤），與動脈硬化的進行有關聯，可以在手肘、足關節、手指等處形成。

主動脈　流布全身的動脈血是從左心室流入主動脈，分別流往血管各分枝並在越來越細的動脈中運往肢體末端，主動脈粗約直徑三公分，血管壁由稱作平滑肌的肌肉細胞捲覆數層，因此非常富有彈力，並且能夠承受由心室流出的大量血液流動。

elol）、clinofibrate（商品名lipoclin）、bezafibrate（商品名bezatol SR、bezalip）、fenofibrate (商品名lipantil、lipidil、tricor)等。

此外，如果合併有高血壓、糖尿病、痛風等病症的時候，也應對這些併發症個別予以治療。

最好從改善生活開始

一旦有效的藥物日益普及，也許會有人認為，遇到問題發生再服藥就好了，但事實上最好還是盡可能去改善生活習慣。

若患者還罹患其他的疾病，請遵從個別疾病的注意事項。若沒有疾病，只有需控制高血脂症的情況時，原則上體重一個月測量兩次，並努力的維持本人覺得最佳的體重，且體重保持一定。尤其體重的急速增加是不好的。飲食則請攝取不會增加體重程度的量，要吃什麼內容都可以，但請不要攝取大量的動物性脂肪。若攝取過多熱量，醣類或蛋白質等都會經由肝臟轉化為脂肪蓄積在身體內。

要注意避免過度的壓力，盡可能過著規則而正常的生活，做適合本身能力可負荷的運動。

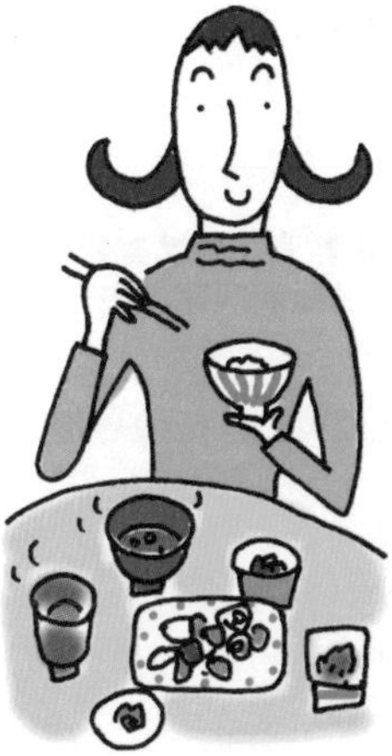

小知識

壓力

最早提出壓力會成為疾病原因的是加拿大醫學博士賽里（Selye）。由賽里提出的學說可知，若接受到外部的刺激，身體會對刺激採取防禦反應。發生防禦反應的情形稱為壓力，而引發壓力的外部刺激則稱為壓力源。但是，一般人會將壓力或壓力源以壓力一詞通稱之。

無論是以外國人或國人當作調查對象，造成最強壓力的都是喪失的體驗，舉凡配偶死亡、親戚死亡、離婚、夫婦分居、公司倒閉等都名列排行榜的前幾位。

高血脂症診斷分類基準

依據空腹時採血所得之脂蛋白數據 mg / dl

總膽固醇	高膽固醇血症≧240
低密度脂蛋白膽固醇	高 LDL 膽固醇血症≧160
高密度脂蛋白膽固醇	低 HDL 膽固醇血症＜ 40
三酸甘油脂	高三酸甘油脂血症≧150

患者類別管理目標值（2002 年版）

患者分類			脂質目標管理值（mg ／ dl）				其他冠狀動脈危險因子管理		
	冠狀動脈患者*	其他主要冠狀動脈因子**	總膽固醇	低密度脂蛋白膽固醇	高密度脂蛋白膽固醇	三酸甘油脂	高血壓	糖尿病	抽菸
A	無	0	＜ 240	＜ 160	≧140	＜ 150	依據高血壓學會之指導方針	依據糖尿病學會之指導方針	禁菸
B1		1	＜ 220	＜ 140					
B2		2							
B3		3	＜ 200	＜ 120					
B4		4 以上							
C	有		＜ 180	＜ 100					

＊所謂冠狀動脈患者，是指被診斷確定為心肌梗塞、狹心症的患者。

＊＊低密度脂蛋白膽固醇以外的主要冠狀動脈危險因子：1）年齡較高（男性≧45，女性≧55）。2）高血壓。3）糖尿病。4）抽菸。5）有冠狀動脈疾病家族史。6）低血脂症（＜ 40 mg ／ dl）

- 原則上低密度脂蛋白膽固醇的評價數值，是以總膽固醇數值為參考值。
- 脂質管理首先從改善生活方式開始。
- 腦梗塞、閉塞性動脈硬化症的合併以 B4 目標值為準。
- 患者若有糖尿病，即使無其他危險因子存在，也請以 B3 目標值為準。

（依據日本動脈硬化學會『2002 年版高血脂症診療指導方針』為準）

食品中的膽固醇含量（一餐份）

（無特別記載者為生食含量）

※參考日本科學技術廳資源調查會『五版日本食品標準成分表』

食品名	重量（g）	膽固醇含量（mg）
雞蛋（蛋黃・一個分）	20	280
雞蛋（全蛋・一個分）	55	231
蒲燒鰻	60	138
庫頁島柳葉魚乾（3 隻）	35	102
牛舌（燉煮）	100	100
和牛牛肩肉（帶油脂）	100	89
大型豬隻・肋眼（帶油脂）	120	84

食品名	重量	膽固醇含量
鱈魚子	23	81
蜂蜜蛋糕	50	80
冰淇淋（全脂）	100	32
一般牛奶	180	22
奶油（乳脂肪）	15	18
混合起司	20	16
優格（無糖）	100	12

血管的疾病

主動脈瘤

主動脈某部分的直徑呈現瘤狀的膨脹，而這個瘤在短時間（從數週到數個月）突然急速增大、裂傷，甚至還有破裂的危險。

根據病灶的部位，可以分類為胸部主動脈瘤與腹部主動脈瘤。胸部主動脈瘤之中的升主動脈瘤與主動脈弓瘤會出現胸痛、呼吸困難、聲音沙啞、咳血、打嗝、大小眼、眼球突出、無法吞入食物的吞嚥障礙等症狀。胸前區上方會有如同脈搏般的瘤狀物震動感。降主動脈瘤有可能變得非常大，肩胛骨下方會有如脈搏般的瘤狀物震動感。

至於腹部主動脈瘤，從早期開始就會有如同脈搏般的瘤狀物震動腹部的感覺。若疼痛情形出現，就很危險，瘤狀物若是破裂，伴隨激烈疼痛的同時也會陷入休克。若出血量少，還會有發燒與嘔吐的情形，腹部也會變得膨脹。由於患者會吐血或便血，甚至出現黑褐色的瀝青便，因此可能有被誤認為是潰瘍的情況。

小知識

咳血、吐血、便血

咳血是指血液從肺部透過氣管所吐出，情況有從痰裡混雜些許的血絲，到大血管出血等各種形式。幾乎沒有因咳血本身所造成的死亡，卻有因為堵塞住氣管而窒息的情形，所以高齡者與患者要特別注意。吐血是將由消化器官而來的血液吐出，由於與胃液混雜，因此可能呈現暗褐色。此外，便血是經由肛門而出血。

這些情形多是由動脈硬化所造成，而根本的解決之道是動手術除去瘤狀物，但依病灶生成場所的不同，亦有難以進行手術的情況。

主動脈剝離（剝離性主動脈瘤）

動脈血管壁中膜受損龜裂，血管層破裂剝離，血液經此進入血管壁中，繼而形成囊狀瘤。毫無前兆地突然激烈疼痛，疼痛由胸骨內側與上胸腔、後背上部、腹部開始，持續數小時到數日。而疼痛對應於血管破裂處，從頸部往後背、腰、足部移動。依據疾病的散布情況，頸部、手足或腹部的血液流動可能發生障礙。瘤外薄膜一旦破裂，會造成大出血。由於不知瘤何時破裂，不易判斷手術的時間或是否應施行手術。

急性動脈阻塞

手腳的動脈突然發生阻塞，且由於血流無法通過阻塞部位，因而引發激烈的疼痛。血液停止流動的肌肉、皮膚、神經等部位會陷入無法恢復的障礙。若處理過慢，發生障礙的部分可能要面臨截斷的情況，甚至也可能威脅生命。原因大部分是源於血栓，有在阻塞部位形成血栓凝結的血栓症，以及在其他部位形成的血栓阻塞血流造成的栓塞症。

閉塞性動脈硬化症

主要是手腳動脈的血流變得困難，甚至於完全阻塞，導致阻塞部分發生血流障礙的疾病。發生於腳部的情況比手部來得多。初期血流發生障礙的部分可

小知識

大小眼

左右兩邊瞳孔大小不同。但是，健康的人也有約十五%可用肉眼分辨出瞳孔的左右大小差異。

間歇性跛行

間歇性跛行會因動脈炎或動脈硬化而發生，患者以中年男性居多為特徵。此病與抽菸有密切的關係，有此症狀的人也容易罹患狹心症或心肌梗塞。

觀察到有冷感、麻痺、蒼白等現象，但若病狀繼續進行，則會發生間歇性跛行的症狀，只要步行一定的距離，腳就會有暫時性無法動彈的情況。情況持續惡化下去，組織會發生壞死甚至潰爛，進而演變到稱為壞疽、脫疽的狀態。

血栓閉塞性血管炎（柏格氏症）

可從有抽菸習慣的二十～四十歲男性身上觀察到的慢性阻塞性疾病，腳底會有間歇性跛行，腳指保持安靜狀態時會有疼痛或潰瘍等徵狀。

多發性主動脈炎（高安氏病、高安氏動脈炎、無脈症）

主動脈或從主動脈分枝而出的粗大血管的內腔變狹窄或發生阻塞，因而引起頭暈、暈厥、高血壓等疾病。由於單側或兩側橈骨動脈的脈搏不再搏動，因此也稱為無脈症。

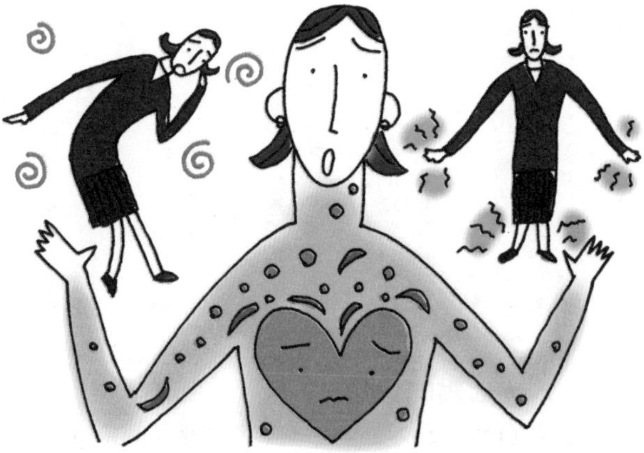

小知識

壞疽、脫疽

壞死（組織死亡）部分腐爛、溶解，皮膚顏色由褐色轉為黑色。脫疽是指組織壞死後陷入脫落的狀態，因動脈硬化而造成血流阻塞，其阻塞部分的組織最容易發生。

血管炎

在主動脈、主動脈主要的分歧點、頸動脈、鎖骨下動脈、四肢主要動脈、肺動脈等可見的血管壁發炎的變化，依其發炎的部位及嚴重程度，會出現不同的症狀。以血栓閉塞性血管炎、多發性主動脈炎（無脈症）等疾病為代表。

高血壓與低血壓

若無症狀，血壓越低越好

高血壓是演變成心臟病的原因、也是讓心臟病惡化的疾病中的第一位。

所謂的血壓高，是指心臟無法將血液強力送出的情況。若身體持續處在負荷狀態，肌肉會變得粗厚，而身體的肌肉與心肌相同，若長久維持著高血壓的狀態，心肌壁也會變厚。

這就是心臟肥大的情況。

尤其是將血液送達至全身的左心室壁會變厚，也因此，心臟的擴張會變得困難。

心室的肥大首先會往心室的內側發生，而後冠狀動脈緩緩的開始硬化，一旦動脈硬化而造成冠狀動脈的血流量減少，就可觀察到心肌有徐緩脱落與纖維化的現象，亦因為如此，會同時發生心室的擴張與收縮不完整的情況。

心臟增大，可從肺鬱血或心電圖的變化中看出，也容易引發心臟衰竭的情況。

血壓標準如下表所定。

血壓高的人請務必至醫療機關接受診察，若醫師有開立降血壓藥，請按時服用。

家庭用血壓計與體重計同樣都是家庭常備物品，請定期測量血壓並加以紀錄，以便檢查血壓是否有上升情況。

再者，低血壓是指一般收縮壓未達一〇〇mmHg的情況。低血壓的人之中，部分人有晨起時頭昏眼花、肩部容易僵硬、手腳容易冰冷等不適情況。若患者無任何症狀，就沒有治療的必要。

成人血壓的分類

分類	收縮壓（mmHg）		舒張壓（mmHg）
理想血壓	＜120	且	＜80
正常血壓	＜130	且	＜85
正常偏高血壓	130～139	或	85～89
輕度高血壓	140～159	或	90～99
中度高血壓	160～179	或	100～109
重度高血壓	≧180	或	≧110
收縮高血壓	≧140	且	＜90

若收縮壓與舒張壓分屬不同類別，則列入高的組別。
（依據日本高血壓學會『高血壓治療 2004 指導方針』）

其他血管疾病

動脈疾病

馬凡氏症候群　呈現身材高、手腳長、手指腳趾細長等身體特徵的先天性疾病，遺傳性與原發性均有，也可能因主動脈瓣閉鎖不全或僧帽瓣閉鎖不全、急性主動脈剝離等疾病而引發。

雷諾氏症候群（雷諾氏病）　寒冷或興奮時，手足末梢血管會發生痙攣，手指變蒼白、有疼痛或麻痺感的疾病。有基礎疾病當作病因的稱為雷諾氏症候群，無基礎疾病的則稱為雷諾氏病。

肢端紅痛症　手腳的末端、特別是腳部肌膚的血管有擴張及發紅現象，有熱感或如同燒灼般的疼痛感覺的疾病。

手足發紺　手指腳趾總感覺冰涼，並且由於發紺而呈現青色或紫色狀態，好發於年輕至中年的女性。

網狀青斑　好發於年輕女性，可自大腿部至小腿處發現有紅色帶著青色的網狀或斑狀的情形。

動靜脈瘻管　一般而言，動脈和靜脈間有微血管相連，但動靜脈瘻管則是動脈與靜脈直接相連的狀態。這是先天性異

小知識

微血管

從主動脈分支出來的動脈，漸漸變細成為小動脈後，再細分為微血管，呈現網狀廣泛分布在組織中。絕大多數的微血管是由一層內皮細胞的薄膜所構成，厚度約為紅血球能通過的程度。雖然微小，但由於數量很多，所以橫剖面合計後是小動脈的數倍。

微血管的血流非常慢，所以組織和血液與微血管相通連接的面積很

常的疾病，會發生於身體任何部位，若長在腳上就如靜脈瘤一般，而有動靜脈瘻管問題的腳會呈現肥大、增長，未來也可能發生心臟衰竭。

靜脈疾病

靜脈瘤　皮下靜脈擴張而形成瘤狀，這種症狀會採蛇行的情況發生，主要發作於腳部，但也可能發生在腹部，患者會有疼痛、倦怠等感覺。

深部靜脈血栓（深部靜脈血栓性靜脈炎）　好發於四肢，特別是腳部深處的靜脈會因血栓而被阻塞，是有腫大及疼痛感的疾病，若從靜脈剝離轉進入肺動脈時，則必須進行緊急處理（請參照第一二三頁的經濟艙症候群）。

血栓後症候群（栓塞後症候群、慢性靜脈血栓後症候群）　以深部靜脈血栓等的後遺症出現的時機居多。有水腫、發炎、濕疹等現象，較難以治癒。

靜脈炎（淺靜脈炎）　手腳部位的皮下靜脈發炎，患者會有泛紅、腫大，以及疼痛感。

上腔靜脈症候群　上腔靜脈變窄、阻塞、手腕及頸部浮腫、頸部及頭部靜脈擴張，有發紺症狀。

淋巴浮腫　淋巴液的流動長時間維持不良狀態，產生浮腫，浮腫部分變得粗大的狀態。

淋巴管炎　因為細菌入侵淋巴管而引起發炎，患者會有發紅、腫大、疼痛感。

昆凱氏病（血管神經性浮腫）　身體各部位發生暫時性的水腫，臉部或手腕等部分最常見。

大，連接的時間也很長。

在這裡血液會與組織間進行氧氣、二氧化碳、荷爾蒙、營養物質以及廢物等物質的交換。因此，原本微血管的動脈血液在交換後會變成靜脈血液，再注入靜脈內。小靜脈雖然也是由薄膜所構成，但由於它的厚度是微血管的數倍，纖維很多，所以無法進行物質交換。

健康加油站

全身性疾病與血管的疾病

肝臟病與食道靜脈瘤

全身性疾病或其他的疾病會對血管造成影響，相反的，血管的疾病、狀態等也可能造成全身性疾病或其他疾病的原因、誘因。全身性疾病與血管關係的代表病症為肝膽病與食道靜脈瘤。

食道靜脈瘤是肝硬化等病狀阻礙門靜脈的血流所引起的結果。門靜脈是將消化器官或脾臟的靜脈血運送往肝臟的血管，但血流一旦受到阻礙，門靜脈中便會發生鬱血情況，而門靜脈內的壓力也會上升。然後，血管中抵抗力較弱的部分會擴張並且逆流，透過門靜脈以外的血管進入全身的循環。門靜脈的血液經由食道黏膜下的靜脈流入上腔靜脈的同時，靜脈會擴張並在食道內腔急速產生瘤狀的食道靜脈瘤。此時，胃部也可能出現靜脈瘤。食道靜脈瘤一旦有出血狀況，緊急的處置是有必要的。

對血管造成影響的全身性疾病還包括糖尿病及腎臟病，這些將於後頭做詳細說明。（糖尿病請參照第一八六頁，腎臟病請參照第一九〇頁）

腦血管疾病

既屬於腦部疾病又屬於血管疾病的有毛毛樣腦血管病（霧霧症，moyamoya disease）與蜘蛛膜下出血，而這兩個疾病相互之間有深厚的關聯性。

所謂的毛毛樣腦血管病，是嬰幼兒時期的內頸動脈與椎骨腦底動脈等變得狹窄，或者是被阻塞，導致細小的迂迴路線（血管）發達。若以腦血管攝影，便可看見那些迂迴路線如同香菸的煙霧般呈現煙霧狀，因而得名。

如此所造成的血管，由於脆弱的緣故而容易出血，發生在成人身上，可能造成蜘蛛膜下出血的狀況。

此外，發生蜘蛛膜下出血的原因，腦動脈瘤也是重要的因素。一般一提到動脈瘤，便有聯想到引發致命性大出血的主動脈瘤或主動脈剝離的傾向，但在腦部生成的動脈瘤，也有引發蜘蛛膜下出血的意思，是應該被記住的血管疾病。

腦動脈瘤是腦動脈受到動脈硬化或血壓的影響而浮凸，若腦動脈瘤變大而破裂，就會引發蜘蛛膜下出血的情形。

在腦動脈瘤破裂之前，增大的動脈瘤會壓迫眼部神經，患者會出現複視、眼瞼下垂等症狀。

此外，因為近來的腦部綜合檢查發現腦動脈瘤的機率也有增加的趨勢，因此亦有在破裂前施行手術的案例。

腦中風

二〇〇七年國人十大死因的首位是癌症，腦血管疾病（腦中風）則高居第二位。而腦中風最常見的是腦梗塞，其次則是腦出血與蜘蛛膜下出血。

腦梗塞

由於腦部動脈硬化而使動脈變得狹窄，血栓凝結而引發血流障礙，使血液無法流通而讓阻塞部位的組織發生壞死現象的疾病。與心肌梗塞的狀態相同，卻發生在腦部的，稱為腦梗塞。

其情況是腦動脈內腔發生動脈硬化以致血管變窄而發生血栓凝結，如血栓性腦梗塞、小洞性腦梗塞；或是瓣膜性心臟病等在心臟形成血栓，隨血液流動而阻塞於腦動脈的心因性腦栓塞。過去稱前者為腦血栓，後者為腦栓塞。

依動脈變狹或阻塞的部位及其嚴重程度有不同的症狀，但大致上會在阻塞部位與身體對側出現運動麻痺、單側麻痺（單側的手或腳產生麻痺）、感覺遲鈍、複視、同側偏盲等情況。若為重症現象，則患者可能會喪失意識。

若察覺到身體有病變，請立即至附

小知識

複視

意指可看見兩個重複物體的情況。名為外眼肌的眼部肌肉，或是肌肉的動作神經發生障礙時，以雙眼看物體，會看見兩個影像，用單眼則只會看到一個影像。

同側偏盲

兩眼、抑或是右或左眼單側的視野有一半變得難以看清楚的狀態。若腦梗塞發生在右側，則無論左眼還是右眼，視野的左側均會變得不易看清。

有腦神經外科或腦神經內科專科醫師的醫療院所接受診察，並視狀況呼叫救護車。急性期的治療是要保持患者安靜，並施予抗凝血劑等藥物進行治療，且需注意預防發生關節僵直與肺炎，為防止患者的關節僵直，在腦梗塞發生的第二天開始，需由護理師等為患者進行關節的移動，一週之後則可積極的進行復健運動。

此外，腦動脈的微血管阻塞使血流暫時性停止，這種現象稱為短暫性腦缺血。發作症狀與腦梗塞類似，但一般在數分鐘到數小時便可以恢復；就算時間較長，也不超過二十四小時。

若曾感受過以上的情況，即使只有一次，也務必請專科醫師進行診療，以確定實際病因。

腦出血

意指由於高血壓的緣故，而使得細小動脈發生硬化、破裂而出血的疾病，但高齡者之中，亦有腦血管發生類澱粉蛋白沉澱的腦出血類型，因此這個類型的腦出血與高血壓無關。

依據出血的部位與出血量，其症狀與嚴重程度也有所不同，但大致上都是無預警的發作，且剛開始發作時，患者會有激烈的頭痛及嘔吐現象，接著會發生意識障礙、手腳痙攣等情況。

當出現上述症狀，速呼叫救護車將患者送往備有專科醫師的醫療院所接受診察。如果患者處於急性期，需保持其安靜，補給水分及營養，並預防患者發生肺炎、褥瘡或關節僵直等。若積極的

類澱粉蛋白

蛋白質與多醣類的複合體，目前對其物質成因仍不明確，但可能與免疫反應有所關聯。因類澱粉蛋白沉澱而引發的疾病，稱為苔癬性類澱粉症。

褥瘡

亦稱壓瘡。由於皮膚在棉被與骨頭間受到壓迫而無法接收血液的供給，導致壓迫部分出現營養不良的現象。患者會因細菌感染而發燒，或隨著組織受到破壞，身體因而流失蛋白質的衰弱情形。為了預防這些現象，務必經常變換患者的臥姿。

開始進行復健運動，則腦出血的情況大多會較腦梗塞出現得晚。

此外，出血量過多而形成血腫（血液淤積），可能會壓迫周圍而危及患者生命，此時可施行緊急手術。

蜘蛛膜下出血

包圍腦或脊髓的髓膜，由外側而內分別為硬膜、蜘蛛膜、軟膜三層所構成。而蜘蛛膜與軟膜之間的蜘蛛膜下出血，稱為蜘蛛膜下出血。

其生成原因有腦動脈瘤（請參照第一一九頁）與腦動脈畸形等。

蜘蛛膜下出血以突來的激烈頭痛與嘔吐症狀為始，也可能發生意識障礙、言語障礙、運動麻痺、痙攣、視野狹窄（可視範圍變狹窄）、複視等現象。這時應該呼叫救護車，立即至備有專科醫師的醫療院所接受診察與治療。

若腦動脈瘤與腦動脈畸形為生成原因，止血後仍有再出血的可能，需進行手術處理。

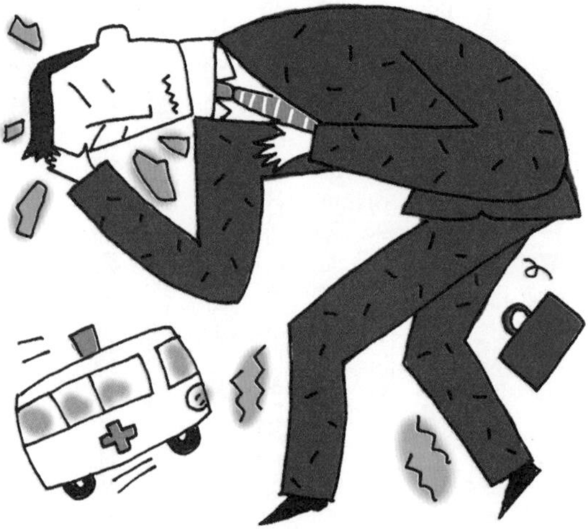

小知識

關節僵直

關節僵硬而變得無法順暢移動的情形。若因腦中風等原因造成麻痺的關節無法動彈，而患者本身又無法移動的情形下，請尋求醫療人員協助處理。

血管疾病、腦中風 Q&A

Q 閉塞性動脈硬化症與心肌梗塞有關聯嗎？

自從我過了六十歲之後，只要長時間散步，雙腳總會感到非常疲勞。我曾聽說過閉塞性動脈硬化這種容易發生在腳部的疾病，一旦罹患這個疾病，便會變得不良於行。請問我是因為這個緣故嗎？此外，腳部有動脈硬化的人，是否容易發生狹心症或心肌梗塞等？

A 腳和心臟都需要檢查是否有動脈硬化的情況。

所謂的閉塞性動脈硬化症，是指手腳等末梢部位產生動脈硬化的問題，特別是容易發生於腳部。其特徵症狀為長時間步行之後，由於疼痛等緣故而讓腳無法動彈。但是，即使是健康的人，一旦上了年紀，會與年輕時代不同，容易感到疲累也是理所當然的。

您雙腳的疲勞問題，是否與閉塞性動脈硬化的問題有關，不經過診察是無法知道結果的。如欲自行調查，請依第一二六頁的圖面所示，試著以手指確認動脈與動脈脈搏是否觸摸得到，若這兩部位的搏動都觸摸得到，便能排除其為閉塞性動脈硬化的原因。

若是觸摸不到脈搏搏動，雖然有可能是測量的方法不正確，但試著接受一次醫師診察，並做血液檢查，測量膽固醇與三酸甘油脂的數值。

倘若腳部有動脈硬化症狀，由於動脈硬化是全身性疾病，因此心臟和腦部等血管也有發生動脈硬化的可能性。也就是說，對於演化成狹心症或心肌梗塞、腦中風等疾病的注意是有必要的。

Q 經濟艙症候群的預防方法為何？

我聽說長時間搭飛機有可能罹患會威脅生命的經濟艙症候群（旅行血栓症）。請問有預防方法嗎？

A 偶而運動腳部便能夠預防。

這個疾病是在身體深處的靜脈形成的血栓流至肺部，進而阻塞肺部血管，因此稱為肺動脈栓塞症或肺栓塞。的確，一旦因為靜脈血栓而完全阻塞了粗大血管，不立即治療就會有生命危險。由於經常發生於坐在狹小飛機座椅的乘客身上，因而被稱為經濟艙症候群，但實際的原因是出在長時間的不動與久座上面，且無論商務艙或頭等艙的乘客也都有可能發生，所以最近也稱為旅行血栓症或旅遊者血栓症。

其次，由於有人因座位離走道遠，又不好意思麻煩走道座位的乘客，所以不上廁所、也盡可能的忍著不喝飲料，但這是最危險的舉動。長時間坐著再加上水分不足，會使血液變濃稠而容易引發血栓。近來，針對這個疾病所做的對策，機艙內飲料類服務轉而趨於頻繁了。因此請各位多加利用機內服務以補足水分，並脫掉鞋子，動動腳部，別顧慮太多去上上洗手間吧。

Q 我的血壓偏高，請問可以爬樓梯和搬重物嗎？

由於我血壓高，因此我不讓心臟有負擔，也有拿藥效較弱的降血壓藥。雖然我現在很有活力，但為了維持健康，有時我會爬爬樓梯、搬搬重物，請問這是否對血壓有不良影響？

A 試著實際爬上樓梯，並測量血壓。

爬樓梯或搬貨物確實會讓血壓升高，但問題在於血壓上升的幅度。血壓究竟上升多少，請試著實際爬樓梯後立刻用血壓計做測量。由於收縮壓升高到二〇〇mmHg以上的人，有發生腦中風與心肌梗塞的危險性，因此採取爬樓梯或搬重物等「維持健康」的行為是危險的。若血壓升高二〇～三〇mmHg左右，則完全沒有問題。

由於霍特氏心電圖也附有血壓計，因此在做二十四小時的紀錄時，試著在每三十分鐘測量前爬幾層階梯。用履帶式心電圖施加同等負荷後再測量血壓也不錯。

Q 如果持續飲用醋，身體能改善到不需服用降血壓藥的狀況嗎？

經常聽到「每天飲用醋對降血壓有益」，因此我每天不僅將醋使用在料理上，還把醋當飲料來喝，請問這時候如果不吃降血壓藥，身體情況也能轉好嗎？

A 請記住「藥」與「食品」是完全不相同的東西。

醋是以碳水化合物為主成分的食品，含有微量的礦物質，也是美味食物的調味素。我對在日常生活中把醋當健康食品攝取比較好的這個論點存疑。因為醋也是碳水化合物，喝了醋之後，攝取的熱量會增加，若大量攝取，口中的pH值也可能有改變。

也許有喝了醋之後血壓下降的人，但那有可能是相信醋能降血壓的暗示性效果所致，說不定不喝醋，血壓也會下降。也可能是吃了一段時間的降血壓藥而起的反射效果，才有血壓下降的情況。

無論如何，醋並不是降血壓藥，所以因為飲用醋而不再需要降血壓藥，這種事情是不可能的。

Q 我被判定有小洞性腦梗塞，請問這和一般的腦梗塞不同嗎？

我在接受腦部綜合檢查時，被診斷出有小洞性腦梗塞。這與一般的腦梗塞不同嗎？在日常生活中有需要注意的事項嗎？

A 是腦部小動脈的梗塞，最初沒有症狀。

在腦內深處微血管所形成一公分以下的梗塞，稱為小洞性腦梗塞。小洞（lacunar）原先是指積水，這裡是指解剖腦的時候會看到小型阻塞的凹窪，而凹窪處有積水狀態，因而得此名。由於是小型的阻塞，所以最初不會有症狀顯現，故亦稱為無症狀性腦梗塞。

並且，由於這種疾病屬於小型腦梗塞，再加上沒有異常症狀發生，因而無從發現。但是，受MRI檢查的普及所賜，這類型梗塞已經能被發現，特別是經由腦部綜合檢查等所發現的例子為數不少。

無視小洞性腦梗塞並不會對生命造成威脅。即使只是小梗塞，但由於其為多發性腦梗塞，有可能在兩處以上形成。若發生多數的小梗塞，可能會演變為腦血管性癡呆症的原因。

因此，由於沒有特別的預防方法，若留意到身體有異狀，請至腦神經內科或老人醫療等專科與專科醫師洽詢，並接受定期檢查。

此外，這是所有疾病都通用的事項。注意保持規律而正常的生活，睡眠充足，飲食營養均衡攝取，避免運動不足，並且不要做超過身體負荷的運動。

自我檢查閉塞性動脈硬化症的方法

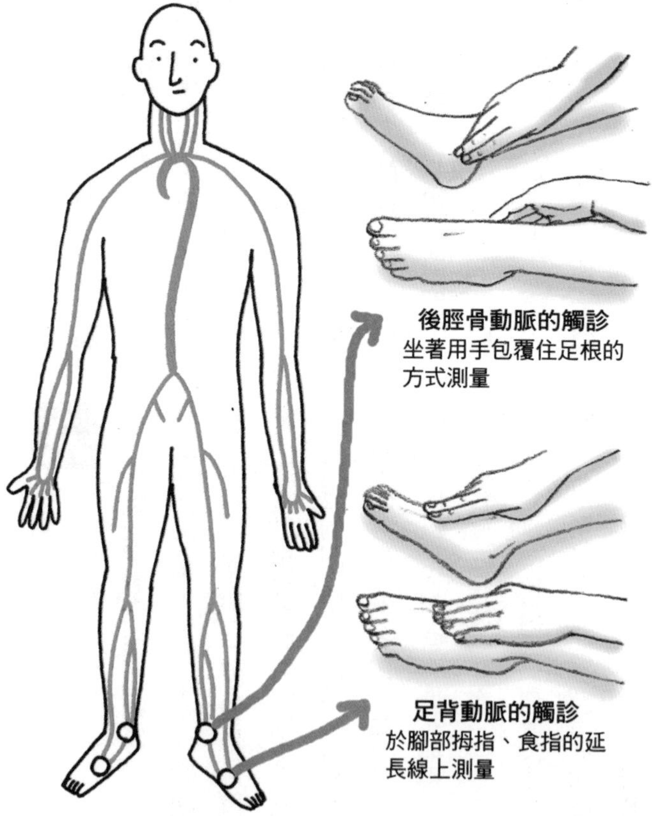
後脛骨動脈的觸診
坐著用手包覆住足根的方式測量
足背動脈的觸診
於腳部拇指、食指的延長線上測量

心臟與血管疾病的主要用藥

藥品種類	藥品名	商品名	劑型	適應症
兒茶酚胺類強心升壓劑（catecholamine）	adrenaline（腎上腺素 epinephrine）	保斯民液 bosmin	注射劑	① ③
	正腎上腺素 noradrenaline（norepinephrine）	多保心 dobutrex	注射劑	
	isoproterenol hydrochloride（isoprenaline hydrochloride）	普樂他諾-L proternol-L	注射劑	
	dopamine hydrochloride	intropin	注射劑	
	dobutamine hydrochloride	多保心 dobutrex	注射劑	
毛地黃製劑	毛地黃 digoxin	自固心 digosin	散劑、錠劑	①
		digosin K Y	錠劑	
	洋地黃 digitoxin	洋地黃 digitoxin	錠劑	
	metildigoxin	lanirapid	錠劑	
其他強心劑	denopamine	kalgut	細粒劑、錠劑	① ③
	docarpamine	tanadopa	細粒劑	
	milrinone	milrila	顆粒劑	
	pimobendan	acardi	注射劑	
	vesnarinone		膠囊劑	
利尿劑 loop 利尿劑	furosemide	lasix	細粒劑、錠劑、注射劑	①
	bumetanide	lunetoron	錠劑、注射劑	
利尿劑 thiazide 利尿劑	hHydrochlorothiazide	dichlotride	錠劑	②
	trichlormethiazide	fluitran	錠劑	
	mefruside	baycaro	錠劑	
利尿劑 保鉀利尿劑	spironolactone	aldactone-A	細粒劑、錠劑	③'
	potassium canrenoate	soldactone	注射劑	
甲型交感神經阻斷劑（α 阻斷劑）	prazosin hydrochloride	minipress	錠劑	② ③
	bunazosin hydrochloride	detantol	細粒劑、錠劑	
	doxizosin mesilate	cardenalin	錠劑	
乙型交感神經阻斷劑（β 阻斷劑）	atenolol	tenormin	膠囊劑	① ②
	acebutolol hydrochloride	acetanol	錠劑	
	metoprolol tartrate	lopresor	錠劑	
	pindolol	carvisken	錠劑	
	bisoprolol fumarate	maintate	錠劑	
甲乙型交感神經阻斷劑（αβ 阻斷劑）	arotinolol hydrochloride	almarl	錠劑	③
	carvedilol	artist	錠劑	
	pindolol	carvisken	錠劑	
鈣離子阻斷劑	diltiazem hydrochloride	herbesser	錠劑、注射劑	② ③
		herbesser R	膠囊劑	
	verapamil hydrochloride	vasolan	錠劑、注射劑	
	nifedipin	adalat	膠囊劑	
	amlodipine besilate	norvasc	錠劑	
硝酸鹽類藥物	amyl nitrite	amyl nitrite	液劑	② ③
	亞硝酸甘油 nitroglycerin	millisrol	注射劑	
		耐絞寧 nitroglycerin	舌下錠	
		nitropen	舌下錠	
		myocor	噴劑	
		retard buccal-RB	口腔貼錠	
		retard buccal	軟膏	
		millistape	貼劑	
		herzer S	貼劑	
		nitroderm TTS	貼劑	
	isosorbide dinitrate	nitorol	注射劑、錠劑、噴劑	
		nitrofix	口腔貼錠	
		nitorol R	膠囊劑	
		flandre	錠劑、貼劑	
		antup R	貼劑	
	isosorbide monoitrate	itorol	錠劑	
血管收縮素轉化酶抑制劑	enalapril maleate	renivace	錠劑	① ② ③
	temocapril hydrochloride	acecol	錠劑	
血管收縮素 II 受體拮抗劑	losartan potassium	洛沙坦 nu-lotan	錠劑	

其他的血管擴張劑	phthalazine 誘導體及 pyridazine 誘導體	hydralazine hydrochooride	apresoline	散劑、錠劑、注射劑	②
		todralazine hydrochloride	apiracohl	錠劑	
		budralazine	buterazine	細粒劑、錠劑	
		cadralazine	pressmode	錠劑	
	prostaglan-din	beraprost sodium	dorner	錠劑	②
			procylin	錠劑	
		alprostadil alfadex	prostaglandin	注射劑、軟膏	
		alprostadil	palux	注射劑	
			ripple	注射劑	
		limaprost alfadex	opalmon	錠劑	
			prorenal	錠劑	
	鉀離子通道開放劑	nicorandil	sigmart	錠劑、注射劑	
抗凝血劑	heparin	heparin sodium	heparin	注射劑	① ③ ④
	抗 thrombin 劑	argatroban	novastan	注射劑	
			slonnon	注射劑	
	經口抗凝血劑	warfarin potassium	warfarin	錠劑	
			warfarin potassium HD	錠劑	
抗血小板劑		aspirin · aluminum glycinate	bufferin	錠劑	① ② ③ ④
		aspirin	bayaspirin	腸溶錠	
		ticlopidine hydrochloride	panaldine	細粒劑、錠劑	
		cilostazol	pretal	錠劑	
		ethyl Icosapentate	epadel	軟膠囊	
血栓溶解劑		urokinase	urokinase	注射劑	③'
			uronase	注射劑	
		nasaruplase	thrombolyse	注射劑	
		tisokinase	hapase kowa	注射劑	
			plasvata	注射劑	
		alteplase	activacin	注射劑	
			grtpa	注射劑	
		monteplase	cleactor	注射劑	
		pamiteplase	solinase	注射劑	
抗心律不整劑		procainamide hHydrochloride	amisalin	錠劑、注射劑	③ ③' ④
		disopyramide	rythmodan	膠囊劑	
		cibenzoline succinate	cibenol	錠劑、注射劑	
		pirmenol hydrochloride	pirmenol	膠囊劑	
		lidocaine hydrochloride	xylocaine	注射劑	
		mexiletine hydrochloride	mexitil	膠囊劑、注射劑	
		flecainide acetate	tambocor	錠劑、注射劑	
		pilsicainide hydrochloride	sunrythm	膠囊劑、注射劑	
		propafenone hydrochloride	pronon	錠劑	
		臟得樂錠 amiodarone hydrochloride	ancaron	錠劑	
		sotalol hydrochloride	sotacor	錠劑	
		bepridil hydrochloride	bepricor	錠劑	
		nifekalant hydrochloride		注射劑	
高血脂藥	HMG-CoA 血脂還原酶抑制劑	sodium pravastatin	mevalotin	細粒劑、錠劑	③ ⑤
		simvastatin	lipovas	錠劑	
		sodium fluvastatin	lochol	錠劑	
		atorvastatin calcium	lipitor	錠劑	
	膽酸結合樹脂	colestyramine	questran	散劑	
	probucol	probucol	sinlestal	細粒劑、錠劑	
			lorelco	細粒劑、錠劑	
	纖維酸類藥物	clofibrate	sinlestal	膠囊劑	
		bezafibrate	bezatol SR	錠劑	
	菸鹼酸誘導體	nicomol	cholexamin	錠劑	
		tocopheryl nicotinate	juvela nicotinate	膠囊劑	

①指心臟衰竭或休克……針對心臟衰竭或休克，會使用強心升壓劑、利尿劑，慢性期時也可能使用乙型阻斷劑。預防血栓栓塞會使用抗血小板劑、抗凝血劑等藥物。此外，為預防心律不整，抑制心臟肥大，則使用血管收縮素轉化酶抑制劑、血管收縮素 II 受體拮抗劑。

②高血壓……高血壓主要會使用利尿劑、甲型阻斷劑、乙型阻斷劑、甲乙型阻斷劑、鈣離子阻斷劑、血管收縮素轉化酶抑制劑、血管收縮素 II 受體拮抗劑，以及其他血管擴張劑。

③缺血性心臟病……缺血性心臟病主要使用硝酸鹽類藥物、乙型阻斷劑、甲乙型阻斷劑、鈣離子阻斷劑、血管擴張劑、抗血小板劑。預防再發則使用血管收縮素轉化酶抑制劑、血管收縮素 II 受體拮抗劑、高血脂藥。由於經常會伴隨心臟衰竭、心律不整，因此會針對不同情況併用適合的藥物。

③'心肌梗塞的急性期……大多使用血栓溶解劑、抗凝血劑、抗血小板劑、硝酸鹽類藥物、抗心律不整劑為主。

④心律不整……除了抗心律不整劑之外，也會使用乙型阻斷劑、鈣離子阻斷劑。與心臟衰竭合併發作時，也會使用心臟衰竭的治療藥物。此外，為預防栓塞症發生，也會使用抗血小板藥、抗凝血劑。

⑤動脈硬化……近年來，由於高血脂藥物對動脈硬化性疾病有明顯的二次預防效果，尤其是為了預防心肌梗塞，statin 類藥物被使用得相當頻繁。

第2章

防止心血管疾病復發

有罹患心臟病或血管疾病經驗的人，只要能改善生活習慣，將來不僅能夠回歸工作崗位，也能長命百歲。這個章節要介紹防止疾病復發的注意事項，以及享受生活樂趣的數項技巧，請善加利用本章內容。

了解自身心臟病的嚴重程度是預防疾病復發的第一步

依病患本身的自覺症狀為心臟功能分類

對於心臟病患者而言，若能事先了解日常活動所帶給心臟的負擔程度，對於防止疾病的復發有很重要的意義。先前紐約心臟協會（NYHA）就心臟的活動度訂了大致的判定標準，為心臟功能作分級。

這是以病患本身的自覺症狀為標準，細分為四個層次。由於大部分的心臟病患者都屬於第Ⅱ級，因此也有將第Ⅱ級分為輕度的限制（ⅡS）與中等程度的限制（ⅡM）的情況。

此外，就狹心症的情況來看，則依發作時的疼痛強度（十種層次）與引起疾病發作的運動強度（四種層次）來做分級。

第Ⅰ級　身體活動無限制（八METs以上）

這是指罹患心臟病但沒有必要限制強烈身體活動的病患，不論是上下樓梯或快步行走、進行娛樂性質的運動、興奮、性交等活動，都不會引發疲勞、心悸、呼吸不順、呼吸困難、狹心症等症狀的狀態。

即使是做十分鐘左右極為激烈的運動，也沒有關係。但要注意，健康的人能量消耗量每分鐘七大卡以上毫無問題，不過第Ⅰ級的病患則需以每分鐘消耗七大卡的運動當作最大限度。

此外，所謂的METs（心臟功能容量），是將日常勞動的運動強度以數值來表現。各種作業的能量消耗量具體標準，參照第一三三頁的表列顯示。

第II級　僅限制激烈的身體活動

（五～八METs以下）

若是保持安靜的狀態，就觀察不出鬱血的症狀。在平坦的道路上散步，或以一般速度登一個樓層（三公尺左右的高度）的階梯也不會引發症狀。

但是，病患在跑步、迅速登上階梯、激烈運動、情緒興奮等的時候，會出現輕微心悸、呼吸不順、呼吸困難、狹心痛等症狀。每分鐘需以消耗五大卡熱量的運動為最大限度。

第III級　限制一定程度的身體活動

（三～四METs以下）

在身體保持安靜狀態時沒有任何的異常，但是經由醫師的診察，卻能發現病患有心臟衰竭或鬱血等異狀。即使做日常生活的輕度活動，也會引起疲勞、心悸、呼吸不順、呼吸困難、狹心症等症狀。無法與同年齡健康的人以相同的速度步行，若不將速度放得非常緩慢，便無法登上車站裡的樓梯。

患者在平坦地形以一般步行速度走一百公尺也會覺得不舒服，若處於匆忙、爬坡、興奮的情況時，會出現顯而易見的症狀。性交這種會伴隨高潮的活動應禁止。每分鐘熱量消耗的上限是二・七大卡。

第IV級　病患需安靜臥床

（二METs以下）

即使病患保持安靜的狀況，仍然有心悸、呼吸不順等症狀，只走幾步路就會顯現出痛苦的狀態。例如去上廁所之類的輕微小動作，就會加深呼吸的痛楚、胸痛、壓迫感等不舒服的症狀，因此幾乎無法做日常的活動。熱量消耗的上限是每分鐘一・五大卡。

心臟功能分級與能量消耗量的限度（大卡／分鐘）

	持續的	間歇的
I 級	5.0	7.0
II 級	2.5	4.5
III 級	2.0	2.7
IV 級	1.5	—

恢復工作的標準——每日能散步兩公里

請醫師仔細評估疾病復發的危險性

曾有心肌梗塞等急性心臟病發作經驗的人，在急性痛楚伴隨的症狀暫時獲得控制後，應接受專科醫師診察，調查殘留的慢性疾病的嚴重程度與疾病復發的危險性。

調查結果，尤其是沒有引發重症的合併症的時候，病患是有可能回到工作崗位服務的。

當然，病患要根據自身疾病嚴重的程度，與職業種類、職責輕重等狀況來調節自己的工作量。

以心肌梗塞的情況為例，在回歸事務性工作之前，應以能夠毫無困難的一次散步約兩公里的距離為標準。

並且，若病患能夠輕鬆的走樓梯上一個樓層，就應該能從事八小時的事務性工作（心臟功能分級第Ⅱ級的程度）。

但若是經過兩公里的步行後，會有疲倦以及心悸感覺的人，就還不能完全的恢復工作，請先從半天的工作開始做起。

即使病患恢復了職場工作，不合理的工作或焦急的情緒仍屬大忌。請事先對公司的直屬上司做完整的說明，並獲得理解，更要以輕鬆的態度去面對工作。請參考下頁的表所列舉的能量消耗量，並請注意不要過量運動。

就算是內容相同的工作，也可能因為施力情況等因素，而做超出自己所能負荷的範圍，繼而發生增加能量消耗量的情形。

各種工作的能量消耗量（大卡／分鐘）

- 管理階層——1.6～2.5
- 事務工作——1.8～4
- 開車——2～2.8
- 騎摩托車（15km/h）—5～6
- 開農業機具車——4.2
- 使用鋸子——6.8
- 砍木頭——8～10
- 徒手進行農務——8
- 修理或生產現場的工作—9.6
- 鋪設石頭——3.5
- 使用計算機——22.5
- 修理機械、修理汽車 2.5～4
- 酒保——2.5～4
- 飛行員——1.5～2.0
- 內科醫師——2.0～3.8
- 外科醫師——4.0
- 挖土——6～8.5
- 採伐——8.0
- 用牽引機耕作——4.2
- 裱裝師——5～6
- 輕度建築工的工作——5～6
- 拿鏟子的工作（每分鐘10次以上）
  - 20 kg 的土——7～8
  - 30 kg 的土——10～11
  - 35 kg 的土——11～
- 手推車——4～5
- 開拖車——4～5
- 焊接工——4～5
- 打石工——5～6
- 油漆塗裝——4.5～6
- 挑運工——16.2
- 榨乳（機械）——1.25

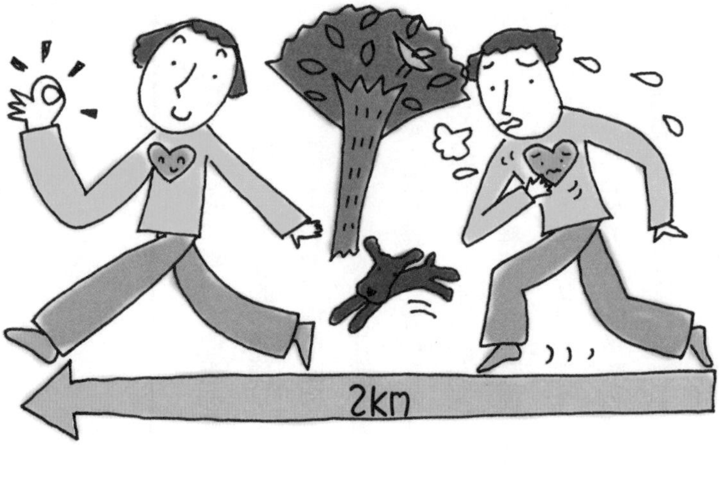

不同職種恢復工作應注意事項

請選擇不需耗費過多體力的工作

即使不是相當激烈的肉體勞動，工作也毋需使用到近趨運動程度的體力，但縱使總熱量的消耗量少，卻需要在短時間內使出強大的力氣，或止住呼吸來施力的工作，也都是不適當的。尤其是缺血性心臟病或有嚴重心律不整的病患，以下所述的職業可能都會形成問題。

搬運過重的貨物、需要持續繃緊神經的高處作業，以及卡車、巴士、計程車等駕駛員和飛行員等，都是建議患者盡量避免從事的職種。建築工程的相關人員、建築工人、泥水匠等，對患有嚴重心臟病的人來說，也都是不適宜的工作。

由於在限制的時間內以大量金額做買賣或交易，或有時限的契約性質工作，會造成精神上過大的壓力，因此，病患必須有即使長期持續、工作效率降低也無妨的深切體悟。

農務工作是相當辛苦的肉體勞動，在低頭作業時，血壓亦有在短時間內急速上升的可能性。

但是，若能由機械處理工作負擔大的部分，或是請其他人幫忙一起做，對心臟功能分級在第Ⅰ、Ⅱ級的病患就不是不可能的任務。

此外，無論是何種職種，都有必要考慮到病患的運動限度，來將工作內容做條理分明的對應處理。病患先讓醫師就脈搏次數是否太多或太亂等檢查重點加以研判，再持續進行體能限度內的工作。

根據夏天或冬天等氣候因素，來改變工作的時間與工作量的上限是有必要的，若僅是輕微的勞動，也會造成心悸或呼吸不順、呼吸困難、胸痛、壓迫感、畏寒、冒冷汗、噁心、疲勞感、倦怠等情形時，則請患者嘗試休息。

避免一口氣在一定的時間內（例如兩小時）執行超量的工作，到了限制的時間時，請休息五～十分鐘左右。只是休息時間過長也不好，在十五分鐘以內最恰當。若病患經過十五分鐘休息，仍控制不住呼吸不順或疲勞感，便不適合做這個工作。在休息時間最好動動工作時不會用到的筋肉、扭轉頸部或肩膀，或做背部的屈伸運動。

此外，即使是健康的人，一般而言，到五十歲時肉體的勞動能力只有二十五歲時的七五％，到七十歲甚至減為二五％。何況是心臟有疾病的患者，更應理解自己無法達到這樣的狀態。

一般事務性工作需逐漸延長工作時數

本文所指並不侷限於事務性工作，而是通用於所有職種。病患出院後，在準備回職場工作之前，先試著往返家裡與公司數趟，以確認身體不會出現異常情況。上班後，先依工作時數來計算，由數小時開始；隨著身體日益習慣，再漸漸地延長工作時間，約花費一、兩個月的時間恢復至原有的狀態。

然而，即使上班已恢復至原有的情況，也必須在事先決定好的範圍內結束工作，並避免做時間以外的工作。當然，請謹慎注意交際應酬時的飲酒量。午餐請儘可能自備減鹽及含有適當熱量的便當。

為了避免運動不足，定時的活動身體也有其必要。尤其是每天或隔天需進行一定程度的運動（步行或輕鬆的慢跑等），此舉除了訓練身體之外，也能作為觀察疾病惡化或進步的指標。

管理階層者需增加交由部屬負責的工作量

即使曾因心肌梗塞而住院，但患者若有步行上下一層樓的體力，就可藉由電話交代祕書執行的方式開始工作。若身體復健的情況順利，再遵照如一般事務性工作的注意事項，逐漸回歸工作崗位。

此外，應選定自己的職務代理人，若有超出正常工作時間以外的會議，或有緊急工作、交涉事項、接待客戶等情況，只要在最初的時候露個面，其餘則交由代理人處理。聚會也要儘量控制出席次數。

若本身屬於親力親為性格的人，由於缺血性心臟病容易發作的緣故，請費心來培育後進。

經營者請培訓接班人 本身改當顧問為理想狀況

經營者也和管理職相同，以有能夠上下一層樓梯的體力，來當做能開始工作的基準。

但是，心臟功能分級在第Ⅲ級的病患，必須以非常謹慎的心態執行工作。若背負過大的責任，或在罹患心肌梗塞等嚴重疾病之後，應該交由部屬代為處理工作。

最理想的情形是培訓優秀的接班人，本身則退至幕後當顧問。

店老闆或店員 從二～三小時的輪班開始

擔任售貨工作的病患，先從一日二～三小時左右的輪班工作開始，藉以慢慢習慣工作步調。即使身體情況良好，但若一開始就得為早晨進貨而出門，或是忙得團團轉，都應禁止。特別在冬季，需待太陽升起、氣溫上升後再開始工作。

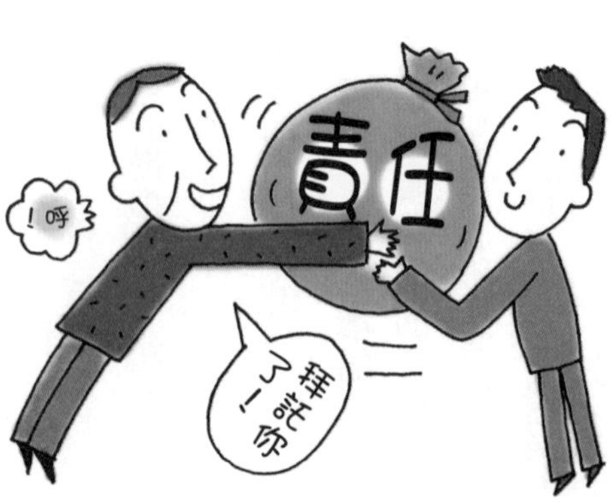

手持重物，或是突然急速站起都是不好的行為；相反地，連續坐三十分鐘以上也不是件好事。在身體沒有痛苦感的範圍內，每二十～三十分鐘在店內緩慢的巡視一次，這個動作可以預防狹心症發作。

擔任學校老師
則辭去班導師的職務

由於剛開始就得講課一整天較為吃力，因此先從二～三小時開始，並且暫時先坐著教課。

說話也是出乎意料會令人感覺疲勞的動作，能量消耗量每分鐘約為兩大卡左右，因此，不大聲說話而改用麥克風授課也是解決方法之一。如果這麼做仍有心悸或呼吸不順的感覺時，應立刻接受醫師的診察。

若身為體育教師，則請改調為擔任保健老師等工作。尤其倒立、吊單槓、伏地挺身等需要突然用力或憋氣使力的動作都應禁止。

但是，即使有過心肌梗塞的經驗，也有能一邊親自示範一邊指導冰上溜冰或游泳的病患，因此請勿心焦，好好地持續下去吧！

自由業雖有一定的自由
記得偶爾測量脈搏或血壓

從事畫家或文藝工作等所謂自由業的病患，請預先決定一日的工作量以及時間，不做超出分量的工作。若身體能夠習慣，再有限度的緩慢增加工作量與時間。

掌握好截稿期限、傾全力的工作是再出發的基本，若病患沒有自覺症狀，在某個程度內自由的放手去做是沒有大礙的，但是，每隔一段固定時間就要測量脈搏數及血壓，並以測量紀錄為基準，與主治醫師討論。

長時間坐著工作的病患，請勿一直坐著，將適合自己生活與運動能力的運動融入工作之中，是一件相當好的事情。

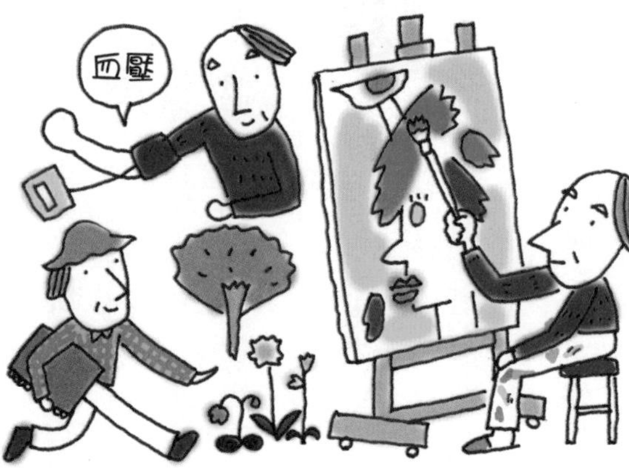

工作 Q&A

Q 回歸職場的注意事項為何？

我有一位罹患心肌梗塞的朋友，經過調養順利恢復後，回到工作崗位的當天卻再度發病，於是又重新住院。為了避免再發生這樣的情形，需注意哪些事項呢？

A 必須邊習慣邊增加工作量

一旦重新回到職場，通常都會有想努力彌補自己不在時的空窗期的想法，然而更重要的是應以慎重的態度面對自己重新回歸工作職場，並逐步讓身體習慣。

剛開始的一、兩週，一天先工作二～三小時至半天時間，以確認身體情況是否能夠勝任。

若是擔任壓力較少的事務性工作，加上病患一天能毫無痛苦及疲勞感的散步兩公里，以熱量消耗量的角度來看，肩任一般的八小時勤務工作是沒有問題的。但若是有強大壓力的工作內容，例如需與時間賽跑，或是受截止時間限制的職業種類，抑或是出席會讓情緒興奮或緊張的會議等，則不能掉以輕心。

您再次住院的朋友也是如此。早上向各單位對自己暫離工作崗位致意，下午則因參加會議而病發。即使只是二～三小時也會造成壓力，讓疾病復發的風險變高。也有人是在下雪的春天上班而復發。

依據工作壓力大小與職種的不同，有時適應期可能會需要更長。

Q 值夜班的注意事項有哪些呢？

我的工作有值夜班的需要，因此我對回歸職場這件事有相當的不安全感。我該如何去習慣才好呢？

A 復職後請避免馬上值夜班。

即使一樣都是工作八小時，但白天與夜晚的體力消耗度不同。從早上九點到下午五點左右的工作時間最適合。因此，心臟功能分級若是在第Ⅱ級的人，至少應該在剛回工作崗位的時候，避免值夜班或早晨的勤務工作。等身體逐漸能夠習慣，加上與主治醫師的研討之後，再慢慢增加夜班執勤的安排時間。

值大夜班之後的隔天休假，第三天接著又值大夜班，這種工作狀態對心臟病患者而言是最不恰當的勤務型態。如果可以，應每天用固定的節奏處理定量的工作，或是考慮更換工作的職務內容。

但也有人在緩慢習慣後成功復職。順利回到工作崗位的案例是常在半夜擔任誦經工作的僧侶，因急性心肌梗塞住院一個月後，歷經半年慢慢增加夜晚的誦經時間，隔年又完全能擔任夜間的誦經工作。

Q 擔心在搭電車通勤上班時發作

我大約要搭一小時的電車到公司上班，而車廂內又非常擁擠，我很擔心若是在途中發作……

A 盡可能提早或延後上班時間，以迴避尖峰時段

「通勤地獄」（形容在上班族搭電車的尖峰時段車廂內擁擠不堪）對有心臟病的人來說是極大的危險，早晨尤其是最容易發作的時間點。為了極力避開交通尖峰期，不妨提早或延後上班時間。為了能搭乘人數較少的電車，可以提早離家，確保電車上有空位；追趕電車會造成心臟很大的負擔，絕對要禁止。請緩慢地上下樓梯，若車站有手扶梯或電梯，則多加利用。

步行時依自己的速度走路即可，若是走十分鐘左右，就有呼吸不順或心悸等，必須思考是否自己的步行速度太快，或是公事包過重等原因。一般而言，適合自己的速度是指能毫無困難地連續步行三十分鐘到一小時的速度。

若在通勤途中狹心症發作，將硝酸鹽類藥物含於舌下，背靠支撐物或坐下，靜待發作情況受控制。如果總是在同一處地點發作，可能是常用藥物的使用問題，應洽詢醫師。預防方式則是將硝酸鹽類藥物含於舌下，待其完全溶解前保持五分鐘不動。此外，冬天的早晨請先做好保暖措施再出門上班。

出差、調職 Q&A

Q 心臟病患者也可以因公出差嗎？

由於工作的關係，我每月要出差好幾次，請問出差會有問題嗎？

A 請事先洽詢主治醫師的意見，並取得許可。

疾病的嚴重程度與出差內容無法一概而論，因此請與主治醫師商量，取得醫師許可，並接受具體的注意事項提醒。一般的重點在於不要破壞平時的工作時間帶。請避免一大清早起床、摸黑出發這樣的時間表。若是必須搭乘頭班電車，則請能夠將到達目的地的當天，當成完全的休息日來做調整。普通人一天能夠調整完畢，心臟病患者則有可能需要兩天時間。

而直昇機或螺旋槳飛機相關的構造、氣壓、溫度等方面由於有相異之處，因此無法一概而論。

通常噴射客機機艙內將氣壓調整到高度二〇〇〇～二五〇〇公尺左右的狀態，所以基本上不會出現太大問題。但是機艙內除了氧氣易微幅減少，水分亦會因發汗等原因而蒸發，身體容易有脫水狀態。

此外，由於身體尚未恢復的人易感到疲勞，因此在機內需攝取充足的水分，並控制酒精攝取量。

再者，為了防止引發血栓，盡量製造走路的機會以運動腳部。

在做長途飛行時，即使自己睡著了，也請視同那段時間是在工作，並在工作前後稍事休息。

請注意勿在出差時所伴隨而來的餐宴上過飲、過食。並在平常應當回家的時間回飯店休息，絕不可忘記不續攤的自我限制。

Q 罹患心肌梗塞後調職的注意事項為何？

我在進行心肌梗塞手術後已恢復正常職務，精神奕奕工作兩年後奉派調職，請問該注意哪些事？

A 先取得調職地區醫師的介紹函。

調職是一種社會壓力，壓力的強度約為失業壓力的一半以上。

有狹心症或心肌梗塞的心臟病患者，原則上最好避免單獨一個人調職。而調職最大的問題，在於心情緊張或生活節奏、環境的變化等。注意調派地點的氣候、通勤狀況、人際關係、用餐等情況，請慢慢去習慣，不要著急。

除了取得主治醫師親筆書寫調職地區的醫院、醫師的介紹函外，其他不可缺的資料還有診斷病名與治療內容、藥的種類及藥量，最近的檢查結果報告也一併附上。

如果不清楚新的主治醫師的具體姓名，請申請兩封左右的介紹函，到居住地或工作場所附近，詢問目前受診的醫師或相同的專科醫師（也可詢問醫師公會的辦公處）。如果仍然找不到，請至地方的公立醫院就診。若新主治醫師所在的醫院離自家太遠，則請其推薦其他的相關專科醫師。

在接受新主治醫師的診察前，病患有必要事先將到目前為止的自覺症狀及病狀依順序整理出來。一併附上體重、血壓、脈搏數等紀錄。這些資料將有助於病患往後接受最適當的治療。

Q 單身赴任所應注意的事項為何？

我收到了公司的調職命令。由於有孩子的學校問題，以及同居雙親的事情，因此我決定單獨至轉調地點上班。也因為是第一次，總去除不了心中不安的念頭。

A 抱持強烈的意志，進行自我管理。

單獨一個人至轉調地點工作，與舉家遷移到轉調地點的情形相比較，壓力大了超過一半，病患應將「單獨一人赴外地工作的復發危險性高」的念頭常存心中。

特別是最初的六個月為觀察期。內心寂寞、接觸應節制的酒類與香菸、結交麻將牌友、對自我管理血壓與體重和運動療法感到麻煩等弱點相加，復發風險便會升高。因此要切記保有強烈的自我控制意志，這是預防疾病復發的關鍵。

開車 Q&A

Q 罹患心臟病也可以開車嗎？

我居住在交通不便地區，無論大小事都須仰賴車子完成，請問這對心臟病會造成什麼樣的負擔？

A 開車是讓心臟興奮的重要原因。

開車會讓人心情緊張。即使是駕駛老手，在車子開始急速行駛時，心跳數會增加，血壓也上升。血液中的腎上腺素與正腎上腺素可能飆升至數倍到數十倍，數分鐘後的脂肪酸與一小時後的三酸甘油脂則增加近兩倍，並持續數小時。

腎上腺素會讓心臟興奮、增加氧氣消耗量，正腎上腺素則在促進血壓上升的同時也會增加脂肪酸。脂肪酸是心臟能量的來源，如果過多，可能成為心律不整的原因。

開車會引發的危險，包括因心跳數增加或血壓上升使狹心症易發作，或心搏過速性心律不整，以及心臟負荷增加引發心臟衰竭。

倘若無論如何都必須開車，最好走同一條路，車速也別太快，留心安全駕駛。

Q 有駕車OK的標準嗎？

我在心肌梗塞治療之後，出院已經過半年。因為交通不方便，因此我想也該是開車的時候了，請問這樣會有問題嗎？

A 有無發病以血壓來判斷。

有狹心症、心肌梗塞、心臟傳導阻滯、嚴重的心搏過速性心律不整等疾病的病患，若被告知會有狹心發作或意識喪失發作的危險時，在駕駛計程車或巴士的情形下，由於可能危及乘客的生命，加上復發的危險性也增加，因此應該禁止。

但是，若是完全沒有發作、血壓也不高的情形下，只駕駛私家用車是沒有問題的。心臟功能分級在第Ⅱ級之前的病患，若疾病沒有頻發現象，也不會有意識喪失的發作情形，是不太有危險的。只不過要盡可能地減少自己的壓力，因此，請勿使用不習慣的出租汽車等車輛，也不要駕駛不熟悉的道路，更不要在交通擁塞的道路上開車。

開車時應隨身攜帶預防發作的硝酸鹽類藥物（舌下錠或噴劑）。但如果在開車中途，有輕微的頭暈、胸痛、呼吸不順、心悸等不舒服感覺，請立刻將車開至路旁休息，靜待身體徹底復元。

倘若無法確信自己開車時的身體狀況，請至醫院裝置霍特氏心電圖，便能在駕駛中途檢查是否有狹心症發作，或者是危險的心律不整的狀況。

Q 什麼樣的駕駛技巧危險性較低？

在開車時，有哪些不造成心臟負擔的注意要點？

A 開車時間以一小時為目標。

在不塞車且能輕鬆駕駛的道路上以適當的速度前進，是對心臟最沒有負擔的情況。就現實面來說，道路狹窄、孩童們突然自路旁衝出、腳踏車隊、衝撞的危險或在高速公路開車等情況，對心跳數或血壓都可能造成不良條件的重疊。駕車老手能輕鬆迴避的狀況，對新手可能是個龐大的負擔，因此駕車資歷短淺的新手請視情況調整開車與否，如此比較不會發生危險。

駕車的時間則依各人的病狀而定，以一小時左右最為適當。

服用鎮靜劑或安眠藥等藥物的病患要避免開車；服藥後若想睡覺，先在停車場等場所暫時補眠。寒冷季節裡不要在戶外吹冷風，也別做需要花費力氣的修車等事情。

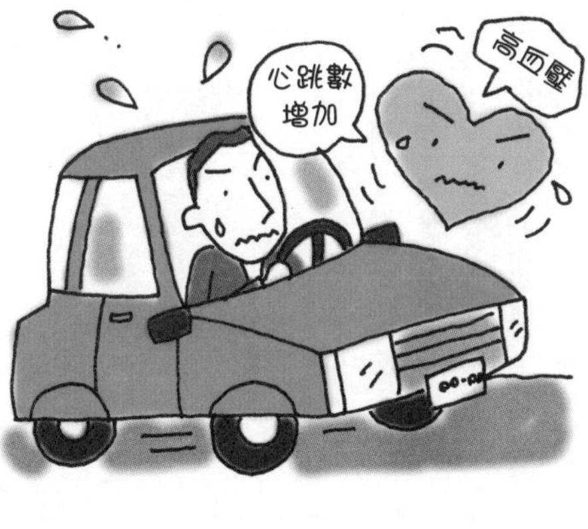

外出、購物Q&A

Q 外出或購物要在什麼狀態下最好呢？

外出或購物能轉換心情，但對心臟病會造成哪些負擔呢？

A 掌握充足的時間，邊休息邊逛

除了要注意距離之外，如病患預計要外出，則請控制當日的散步量，並將一日的運動量之中加入外出這一點來組合考量。從一天的步行時間、距離的基準中劃分出來，並且盡量迴避超過基準的長時間步行、上坡或階梯多的情況。若是無法避免，則請掌握充分的時間，一面緩慢的步行，一面休息。心臟功能分級在第Ⅱ級以上的人，請在事前調查好交通工具的所在樓層或換車等事項，若即將要超過自己的負荷極限，就請使用手扶梯，準備楞杖或推車，如果仍有發作症狀，中止活動是較無危險的。

食物等的日常購物請利用宅配系統，或是趁家人休假時一次買齊。在感冒流行期間最好不要接近百貨公司。

無論如何，請盡可能避開在寒冷或炎熱的天候外出，務必攜帶防止疾病發作的藥物，在炎熱的天氣或流汗時，別忘了補給水分。

健康加油站

壓力會使心臟病惡化

光是聽到認識的某人過世的消息，就有可能促使心臟病發作。這是刺激或興奮透過自律神經讓心跳數或血壓增加，並使心肌的需氧狀態上升，繼而誘發心臟病發作。若是對身體健康的人加了稍微強一點的刺激，只要暫時保持安靜狀態，就能夠抑制狀況。但是，若對冠狀動脈硬化或心肌受損的人做同樣的事，喪命的情況並不少見。下頁的列表雖然為外國的調查結果，但可以當作理解何者容易形成壓力的參考資料。

影響心肌梗塞復發的社會生活的變化

這是以赫爾辛基的居民為主，在患者發生猝死或心肌梗塞當天到回溯至 2 年前、對他們的生活所做的調查報告。由於列表是以數字來表現生活狀況的變化對疾病發作的影響力大小，數字顯示大的事件，有注意半年的必要性。

1　自身周遭的事

項目	數值
・配偶死亡	105
・離婚	80
・懲役	64
・性生活有困難	41
・與配偶爭論的要點增加	40
・親屬死亡	39
・經濟有困難	38
・與將來相關的決定	38
・親友死亡	34
・滯納金的相關法律問題	26
・購買 40 萬以上的物品	22
・宗教或政治信念的改變	20
・習慣的變化	12
・大筆購買 40 萬以下的物品	11

2　自身健康的相關事項

項目	數值
・躺在床上超過一星期（病假）或是住院	62
・改變睡眠習慣	15
・改變飲食習慣	11

3　自身工作的相關事項

項目	數值
・失業或解雇	50
・退休	40
・調職	36
・工作責任的變化	29
・與上司的紛爭	22
・工作上的受獎、表揚	20
・上班時間的變化	13

4　與家人的相關事項

項目	數值
・家人生病	54
・家人結婚	50
・家人離婚	48
・同居家人的增加	39
・因工作而分居	34
・家人的婚約	32
・房子改建	23
・孩子的分居	23
・配偶的就業或失業	23
・與配偶家人的問題	22
・遷居	15

起床、洗臉、上廁所Q&A

Q 早上起床時的注意要點有哪些？

聽說早晨是狹心症發作的危險時段，請問應該注意哪些事情呢？

A 請勿在突然間起身，先在床上做準備運動。

醒來後不要突然起身，先在棉被中輕微動動手腳。躺在床上，將手伸出棉被外並張開，手指攤開伸長，重複曲膝與手握拳的動作，腰與膝蓋、腳踝部位做屈伸動作，依自己最輕鬆的方式來運動。

做了五分鐘左右的準備運動之後，再緩緩的起床。冬季時則要穿著睡袍或襪子，而後再慢慢的運動身體。早晨有許多因為感受到尿意，因而急忙衝進廁所的例子，為免引起疾病復發，請遵守「慢慢動作」的規則。

因為搬動棉被需要用到手腕和胸肌的力量，病患絕不可單獨一人進行收納。

在寒冷的季節裡，先用定時器或遙控器將房間弄暖後再起床，注意不要有任何一絲寒冷、冰涼的感覺。例如門把手若有冰涼的情形，可以覆上毛線套子，也能預防疾病發作。即使各方面都留意，卻還是一起床就發作的人，請在床上先含硝酸鹽類藥物於舌下之後再起床，這也是解決方法之一。

Q 洗臉時的注意要點為何？

我在上下樓梯時並未發生任何異狀，卻在早上洗臉時狹心症發作了。洗臉是如此危險的動作嗎？

A 夏天也請避免洗冷水，改用溫水洗臉。

有狹心症或心肌梗塞的病患，由於剛起床時冠狀動脈比較細，皮膚血管的反應也不良，所以處於容易發作的狀態。這種容易發作的情形，已經到了稱為「洗臉現象」的程度。經常有病患問：「不過是洗個臉，為什麼會發作？」因為身體往前傾，呈現出胸部與手腕施力的體位，再加上屏住氣息和使用冷水，這些都是誘引發作的原因。雖然夏天用冷水很舒服，但心臟病患者應該全年都以溫水洗臉。此外，患者在漱口時注意不要仰頭過度。

Q 在廁所閉氣用力是危險的嗎？

我在排便時偶而有閉氣用力的情形，請問閉氣用力會是心臟病發作的誘因嗎？

A 閉氣用力是大忌，請注意不要便祕。

由於便祕，所以排便時會憋氣並多使力，以致血壓在突然間上升，也容易引起狹心症或腦中風發作。這是因為舊式廁所中空氣較冰冷的關係。對心臟病患者來說，最好採用馬桶座墊能加溫的坐式馬桶，廁所內部也最好能夠保溫。由於空間狹小，即使只準備小型紅外線電熱器，也能使廁所變得溫暖。

有便祕傾向的人，多攝取青菜或根莖類等富纖維質的蔬菜，積極吃水果，並且每天排便。此外，早飯後做輕度運動，取得充足的輕鬆時間，也是養成排便習慣的重要事項。若如何努力也無法治癒便祕，請尋求主治醫師開立處方藥物。

Q 半夜上廁所對心臟不好嗎？

我每晚都為了排尿上好幾次廁所，每次都會有寒冷的感覺，我擔心這會對心臟造成不良的影響。

A 若是起床多次，請在室內使用攜帶式便器。

服用利尿劑等藥物後，排尿次數多半都會增加。若為這原因在半夜起床多次，我建議使用尿壺或是攜帶式便器。近來有附加電熱器使肌膚接觸後不感到冷或不會聞到異味的新款式便器，使用方便的型式在市面上也很常見。

若非因心臟衰竭需限制水分的病患，晚餐時應攝取充足水分，並在一～二小時後排尿，睡覺前避免飲食，就寢前務必上廁所。在廁所改以溫水洗手。此外，半夜排尿後喝杯溫水也是解決方法之一。

家事 Q&A

Q 在廚房工作時的注意要點為何？

即使我很在意狹心症的病情，但礙於我是家庭主婦，無法避免煮飯燒菜等家事。由於在廚房使用水的機會很多，所以我很擔心……

A 應禁止使用冷水，務必使用微溫的水。

手一旦碰到冷水，一分鐘內血壓就會開始上升，可能因此使狹心症容易發作。剛起床準備早餐的時候特別要注意，務必使用溫水。注意不要讓肌膚有冰冷的感觸，尤其要小心冬天的自來水與開關冰箱門、拿取冷凍食品等情況。水龍頭等也覆上毛線套子，請注意不要讓手變得潮濕或冰冷。

若是要做傳統的醃漬食品，請勿使用需要施力的重型鎮石，改用幾個便於拿取的輕量鎮石，手放入時，請在手套之外罩上橡膠手套。勿將手直接放入冰涼的醃漬桶內，而改用筷子等將醃漬物品挖出。

在容易覺得冰冷的廚房裡舖上毯子，或穿上拖鞋、置放小型暖氣機等，注意預防腳部的冰冷情形。有腳部水腫情況的人，請不要一直處於站立的狀態，偶而踏踏腳、做做伸展操，甚至是坐下。另外，心臟功能分級在第Ⅲ級的人，請避開長時間烹飪的情況。

Q 做打掃工作會引起疾病發作嗎？

結束一般的室內打掃工作後，會有全身筋疲力盡的感覺，我有些擔心這樣不會引起疾病復發嗎？

A 不要採用低頭或彎曲身體的姿勢。

使用吸塵器打掃倒是沒有問題，問題在於擦拭性的打掃工作。彎曲身體、頭朝下的姿勢，或用力擦拭、扭絞毛巾等工作，會對心臟功能分級在第Ⅱ級以上的人造成負擔。盡可能的避免擦拭性的打掃工作，擦拭走廊地板時，請使用能以輕鬆姿勢打掃的拖把。

清掃浴室也是一項負擔頗重的工作。不要將頭埋進浴槽、或是斜眼清洗瓷磚，請使用附有握柄的刷子，並讓自己可以不必彎曲身體來做打掃工作。

Q 洗衣服時的注意要點為何？

若用洗衣機來洗衣服，是能夠減輕不少家事的負擔，請問我有應該注意的事嗎？

A 伸長身體晒衣服的姿勢很危險。

因為絕不可觸摸冷水，請勿直接用手將洗好的濕冷衣服從洗衣槽拿出，改以使用橡膠手套。避免在冬天的早晚間洗濯衣服，在有日照的中午溫暖時刻進行是最好的。並盡量將吸水會變重的大浴巾等大型衣物送至洗衣店洗濯。

晒衣竿大致都架在高處，因此晾衣服時大多是採取拉長身體的姿勢。伸長身體晒衣服的動作會增加閉氣用力的機會，而每分鐘的熱量消耗量會達到四・五大卡，因此會造成心臟的負擔。此外，高齡者或罹患主動脈炎症候群的病患，拉長頸部向後彎曲的動作會讓血壓下降，可能會發生暈厥。在晾衣服時，請確保晒衣場所低於眼部的高度，或是採用將衣服全數掛好之後，再把晒衣竿往上掛等方式，使用烘衣機也是個不錯的方法。

輕鬆照護孫兒的安全範圍

能輕鬆用單手抱起嬰兒的照護方法，大致約與每分鐘消耗四～五大卡熱量的工作相當。心臟功能分級在第Ⅰ級就沒有太大問題，但若在第Ⅱ級，就不太能夠維持長時間，以及超乎負荷的照護。倘若抱孩子所需的力量增加，孩子體重有了成長，則請控制抱起孩子的行為。

由於孩子在二～三歲是屬於活潑好動的時期，因此跟在孫子身後繞圈時，心臟功能分類在第Ⅱ級的人，請注意時速需在五公里以內（每分鐘達一百公尺）。

肩負長時間照顧孩子的責任，對於心臟不好的人來說，即使是為了孩子的安全與遊玩幅度變大的關係，也完全不建議如此做。蹓狗也請以這個為標準來做考量。

散步 Q&A

Q 散步時應該了解哪些事項？

聽說散步是對心臟病相當好的運動療法。我想請教基本的散步方法……

A 若體力能夠負荷，每日需步行二十分鐘以上。

首先應與醫師洽談，請其決定適合您的脈搏數的標準。再依此標準斟酌大略的速度，最少走二十分鐘以上，並盡量能每天運動，或一星期最少能夠步行三次。急速變胖或罹患感冒休息之後，運動能力會降低，這時候若仍依照平時的運動習慣，而引起呼吸不順、心悸、咳嗽等，則要縮短步行距離，減緩行走速度。散步之後檢查脈搏數、血壓、體重等數值，若病情還是惡化，則請詢問主治醫師的指示。

由於冬天早晨的散步行為容易引起疾病發作，故病狀嚴重的患者最好能避免，有自覺症狀的人禁止在飯後立刻散步。

行有餘力的人也可以依自己的步調，加入部分慢跑的項目，但突然開始跑步是很危險的動作，別忘了要先做暖身操。對於自身運動能力的拓展，延長運動的持續時間與距離比增加速度來得安全許多。

無論如何，步行時請務必隨身攜帶預防發作用藥。

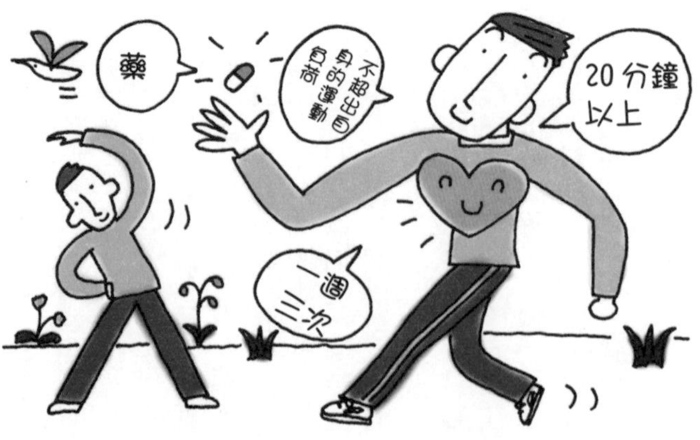
20分鐘以上
不超出自身的運動負荷
藥
一週三次

洗澡・洗髮 Q&A

Q 熱水浴對心臟不好嗎？

因為我喜歡泡澡，四十三度左右的熱水浴是我的最愛，這樣會造成心臟的負擔嗎？

A 熱水溫度在三十八～四十度左右為適溫。

浸泡在四十三～四十五度的熱水裡，皮膚血管會短暫收縮，而後擴張，血壓的最大血壓（收縮壓）值會暫時上升，也可能有最小血壓（舒張壓）值下降的趨勢，使得最大與最小血壓值的差距擴大。由於心跳數增加的情形較多，因此泡熱水澡等同於每分鐘消耗三大卡左右的運動對心臟所造成的負擔。

若是三十八～四十度的溫水，不但對皮膚的刺激較少，也因為感受不到熱度，血管難以產生反應；若是三十九度以下的溫水，反而可見到血壓及心跳數呈現低下的傾向。因此心臟病患者請避免泡熱水浴，或用三十八～四十度的溫水泡澡，但時間不要持續太長，約泡十分鐘溫暖身體後就應停止。短時間（五分鐘左右）如蜻蜓點水般泡澡，若身體溫度在三十八度以下，就會因洗澡間或更衣室的溫度而變寒冷，容易罹患感冒。因為過熱的溫水，不做如在泳池般活動讓身體溫暖不行，反而可能讓血壓上升。

Q 對泡澡中疾病發作很不安，請問安全的入浴法為何？

因為本身有心臟病，所以總是邊懷抱著不安情緒邊泡澡。請問不使疾病發作的安全入浴法為何？

A 從足部開始依序用熱水淋身，身體習慣之後再入浴。

心臟病易發作的人，入浴時間在日間溫暖的時刻，或是與飯後相比心臟負擔較小的飯前時刻較佳；若必須在飯後泡澡，應在飯後休息一小時以上再入浴。對於心臟功能不佳的人，飯後——特別是暴飲暴食、喝酒之後——為了消化吸收而需要熱量，因此心跳數增加，血液也因飯後營養增加而糖度升高。

即使僅是入浴前後穿脫衣服的動作，也會使脈搏加快、血壓上升，以致呼吸不順，疾病也易復發。在寒冷季節，最好先以紅外線電熱器溫暖更衣室或浴室後再裸裎身體。不可突然從肩膀澆下熱水或直接跳進浴池裡，要先以蓮蓬頭依腳、腹、肩、手的順序淋溫水，好讓身體習慣熱度。若是久久才泡一次澡，則先從腰際開始泡入水中，再緩緩淹至上半身。因為水浸到胸際可能會不舒服，所以只浸泡腰際部位時，可以直接穿著乾衣服，上半身不澆熱水；等到身體變暖，再起身用溫熱毛巾擦拭上半身。

為了洗背部而將手腕朝後伸再用力刷，或頭往前傾，以使胸腔變窄的姿勢來洗頭髮或擦拭，都有可能誘使疾病發作，因此病患不要強迫自己做到，應請家人幫忙。

若是一泡澡狹心症就會發作的病患，可在泡澡前先含硝酸鹽類藥物於舌下，經過數分鐘的平靜之後再開始入浴。

Q 不引發疾病發作的洗髮方法為何？

先前，我在入浴中途洗頭髮，卻引起疾病復發。請問該如何洗髮，才能不誘使疾病發作呢？

A 洗頭髮時採取頭部不要往下壓低的姿勢。

洗髮時心臟病發作，與所採取的姿勢有關。由於採取低頭且不自然的姿勢運用手腕出力，不僅不易呼吸，連血壓也跟著上升。易發作的病患請利用洗臉台等器具，採取在美容院洗頭那樣頭後仰、臉朝上的姿勢最為適合。由於自己一人不方便洗頭，可請家人幫忙。七十歲以上的高齡者頭後仰的幅度太大可能會暈厥，得特別注意。

急性心臟病患者先入浴數次以確認不會發作，在獲得主治醫師許可後，再開始洗頭髮。一週洗一次，並選擇身體情況佳的時候洗。由於頭髮沾濕容易感冒，洗髮後需用吹風機吹乾，但手舉高吹風機的動作較疲累，最好請家人幫忙。

睡眠照護與寢具Q&A

Q 失眠會影響心臟病的狀況嗎？

由於我睡得不好，因此會在睡眠途中清醒好幾次。失眠會為心臟病帶來不良的影響嗎？

A 請向醫師領取劑量輕的安眠藥。

人的睡眠情形雖然有個人差異，一旦睡眠不足，就容易累積疲勞，身體情況也會變差。這時請向醫師領取劑量輕的安眠藥。若有持續失眠、喪失工作意念、無法做自身周邊的工作，以及喪失食欲等情形，可能有憂鬱的傾向，需洽詢醫師。若僅是偶而睡不著，即使只是閉眼躺著，也請放寬心胸，當成自己在休養即可。晚上八點左右結束晚餐，晚上十一點左右就寢，維持比身體健康時更長些的睡眠時間，是最理想的狀態。

若因夜間排尿而導致無法熟睡，原因有數種。心臟活動變弱或日間尿量少，夜晚尿量就會變多。也可能是所服用的降血壓劑或利尿劑的劑量、服用時間等的影響，傍晚服用降血壓劑或利尿劑，夜晚就容易上廁所，因此請諮詢主治醫師，以調節藥量。特別是有膀胱炎或攝護腺疾病的高齡男性，也有可能在夜間頻繁出現尿意。

就寢前攝取太多水分也可能是頻尿的原因。但即使如此，為了防止在就寢時發生腦梗塞，病患有攝取水分到一定程度的需要，尤其是在服用利尿劑或喝酒的時候，攝取水分有其必要。但是病患不要一口氣攝取達一百毫升以上的水分。

Q 半夜照護狹心症病人的方法為何？

自從一年前開始，我先生的狹心症就斷斷續續發作。身為他的家人，實在非常擔心他的疾病在半夜發作，請問我該如何處理才好呢？

A 半夜有呼吸困難的情形是危險訊號。

首先我最希望病患家屬能注意，病患是否在半夜發出沙沙咻咻的喘鳴與咳嗽。雖然氣喘與支氣管炎等也會出現這個症狀，但若發生在心臟病患者身上，很有可能是心臟衰竭的症狀。若患者在半夜清醒且有呼吸困難現象，請讓他採取坐姿，並在他身前放小桌等物品以便倚靠，如此能讓他感覺較輕鬆。所以最好事先在寢室準備個小桌。若病患坐起身會感覺疲勞，則在他的後背及頭下置放坐墊或枕頭，並稍微抬高其胸部及頭部，呼吸困難的情形就會減輕。若病患仍覺得呼吸困難，可讓他吸入氧氣。無論何時，只要病患呼吸困難及有胸腔壓迫感，即採取病患本人覺得最舒適的姿勢休息，並提供其呼吸的幫助（吸入氧氣等）。若病患有呼吸不順及水腫現象，盡速請醫師調整藥量。若病患有發紺症狀，出現吸不到氧氣的情況，或呼吸變得短淺迅速（一分鐘十五次以上），立即將病患送至醫院。半夜做夢也可能促使狹心症或心律不整發作。

倘若半夜病患的意識有異，在其頸後墊枕頭以拉直呼吸道，若有嘔吐則讓他側躺。測量病患脈搏，有脈搏減少或觸摸不到脈搏時則扣擊其胸腔，進行心肺復甦術（請參照第十二頁）。若患者失去意識，脈搏卻十分明顯，可能有腦中風之虞。無論如何，要馬上找來附近的醫師，或呼叫救護車前來救援。心臟病患者的家屬務必隨侍在病房，以備患者病情發生急遽變化。

Q 罹患心臟病時，最理想的寢具為何？

營造出完全能確保良好睡眠品質環境的技巧為何？

A 不要過熱，也不要過冷，注意保持適溫。

棉被採用羽毛等輕盈的材質，以免造成身體負擔。在寒冷季節或感覺遲鈍的水腫情況下使用暖房器具，需留意避免燙傷。電熱毯勿過熱，保持適當溫度。枕頭則以使頭部沒入枕頭六～八公分高度最適當。即使天氣炎熱，病患就寢也勿露出手腳，應穿長袖長褲的睡衣。

性生活Q&A

Q 罹患心臟病的人能有性生活嗎？

以患有心臟病的身體來進行性行為是危險的嗎？

A 不要過於擔心性生活。

只要心臟病發作過一次，不論做大小事都會變得神經質，處理任何事都會有過於慎重的傾向。不少病患因為這樣導致運動不足，或漸漸遠離各種樂趣。性生活也是其中之一。除了性欲減退或陽萎外，病患心裡的不安、配偶的憂心，都會造成性生活減少。

由性交造成的能量消耗量，在高潮前後是每分鐘三・六～四・八大卡，高潮中則是每分鐘四・八～六・〇大卡，而每分鐘的心跳數大約會達到一三〇次左右。只是性交和一般的運動不同，不僅是精神興奮的影響很強，依據個人差異或對象也會有很大的差別性，在心跳數增加的同時，血壓也可能顯著上升。一般在平時若能輕鬆做脈搏數在一三〇次以上的運動的人，關於性生活並沒有特別限制的必要。

若脈搏數達一一〇～一一五次又有狹心症發作的跡象，在性交前最好先於舌下含硝酸鹽類藥物。

Q 我很擔心性交中的猝死……

我一聽到「馬上風」這種事就會感到不安，所以在思考是不是要放棄性生活……

A 夫妻之間的性生活毫無問題。

根據過去的資料，夫妻間因性交而發生「馬上風」的情形，除了非常嚴重的心臟病或過勞狀態等特殊情況之外，幾乎是沒有的。

根據東京都監察醫務院較早前的資料統計，調查結果顯示無外傷猝死的五五〇〇人之中，馬上風的例子有三十四件，其中半數有心臟病，另外有二十七人屬於婚外情的性交（約八〇％）。

因此外遇應該禁止。

若是夫妻倆的性生活，原則上心臟功能分級若在第Ⅱ級以下，幾乎不必過於擔心。只是，即使是夫妻之間的性交，興奮的程度與次數也會有很大的個人差異，因此無法一概而論。性交時若無任何異常感覺，繼續並沒有問題。但若有心悸或胸痛，請與主治醫師洽談，並佩戴一次霍特氏心電圖，調查性交中的心跳數或有無心律不整，如此才能安心。至於性交的體位，無論採取正常位或女性在上的體位，對心臟的影響幾乎無差別。

出院一個月後，若病況未發作，也能回到工作崗位上，則進行與發病前同樣的性生活就沒問題。

Q 心臟病的治療用藥是會影響性欲的藥物嗎？

我目前正在服用數種心臟病的治療用藥，請問有會影響性欲的藥物嗎？

A 請與主治醫師洽詢，試著改變治療藥物也是方法之一。

若服用乙型阻斷劑或一部分的降血壓藥（clonidine、reserpine、trimethaphan 等）、中樞神經抑制劑（morphine、phenothiazine、haloperidol）、抗憂鬱劑（MAO抑制劑、三環抗鬱劑等）、女性荷爾蒙（雌激素）、atropine、clofibrate 等藥物，有可能引發陽萎。

男性若服用降血壓藥 methyldopa 或 guanethidine，也許會有勃起卻無法射精的狀況。

若對藥物的副作用感到不舒服，最好與主治醫師商量，試著變更藥物或減量。

威而剛原本是當作血管擴張劑所開發出來的藥物，目前有好幾種同樣性質的藥物在販售中。心臟病患者在使用時，特別是與硝酸鹽類藥物一併使用的時候，有可能發生血壓過低的情況。

使用時請與主治醫師做討論，若仍稍微有不舒服的感覺，在測定血壓與脈搏數之後，再針對是否要為性生活而使用藥物這件事情做個檢討。

婚喪喜慶Q&A

Q 我想出席結婚典禮，但是……

最近外甥要舉行結婚典禮，我很想出席參加，請問會有問題嗎？

A 請避免不習慣的致詞。

與親戚或公司相關的婚喪喜慶，於日常生活中占極大的比例，在注重人情的社會習慣之下，這樣的場合免不了要出席參加。但依病患心臟病的嚴重程度來說，這類場合經常會造成壓力。婚禮的歡喜或離別的悲傷，都可能成為讓自律神經興奮的刺激點，因而使心跳數與血壓上升，誘使疾病發作。

一興奮就易發作的病患，最好視情況決定是否出席。由於出席這些儀式幾乎要花一整天時間，所以應注意自己是否會感到疲勞。

因為近親關係而無法不出席時，心臟功能分級在第Ⅲ級以上的病患，即使受邀擔任致詞人，也應予以婉拒；原則上保持坐姿，需要走路時則坐輪椅。進行儀式或結婚喜宴時，在重要時刻露個臉即可，其餘時間則在休息室裡休息。至於心臟功能分級第Ⅱ級以下的病患，出席婚喪喜慶的儀式通常沒問題，但要注意對酒與食物要有所節制。

探病需視情況決定

探病這件事，見到面的雙方都能感到開心的話是最佳狀況，但若需要顧慮到彼此或彼此的家人，抑或只是單純的因為人情的緣故才去探病的話，則請放棄這樣的想法。被探病時也相同，被探病的人反而可能有被打擾的感覺，感到緊張的患者也不少，因此請盡量向最親密的患者家屬探問，在時機對的時候再行探病。尤其是病患住院時，近來也有醫院會遵循病患的意思，謝絕其他人探病的情形。探病時要多聽病患說話，不要讓病患耗費太多精神，也不打擾對方太久，並盡速離開。

一般而言，參加結婚喜宴請特別注意勿飲酒過量，也別攝取過多的食物。

Q 在寒冷的季節出席葬禮，會對心臟造成影響嗎？

我已經邁入經常接到葬禮通知的年齡了。雖然不願意欠人情，但我很擔心寒冷的氣候會對我的心臟病造成損害……

A 要有偶而失禮的勇氣。

在寒冬與暑夏過世的人很多，可以稱得上是葬禮多的季節。同時，這種季節對於有心臟病的患者而言，也屬於風險高的時期。尤其在寒冬出席儀式，若不特別加以注意，疾病復發的危險就很高。

若是在備有冷暖氣的殯儀館裡不會有太大的問題，但若是在沒有冷暖氣設備的寺廟房間等處，或是為了祭拜上香而在室外排列長隊的情況時，即使在人情上過意不去，也應控制自己參拜上香的行動。若是在冬天下著冷雨時，或是飄雪的天候之下，則更需要注意。

即使無法親自前往參拜，也可藉由弔唁電報、贈送花圈花籃，或提出問候信等，衷心地將自己的弔唁之意傳達給亡者的家屬。

若是非出席不可的儀式，請備齊外套、圍巾、手套等禦寒用品後再前往，最好還隨身攜帶拋棄型暖暖包等物品以備用。

參觀美術展覽而出門時

知名的展覽會會場總是擁擠不堪。

就算自己並不想走太多路，但邊看繪畫或雕刻邊步行的距離是相當可觀的，經常有超出自己的容許步行限度的情形，若試著以計步器測量總步數，結果一定很令人驚訝。

請勿一次將所有的展覽作品全數觀賞完畢，只需選擇自己喜歡的作品觀賞即可，展覽作品若是過多，也可以分兩次觀賞，請勿勉強自己的身體。

另外，若是與朋友一同前往觀賞，請維持自己的步調，倘若有疲倦的感覺，請即刻放棄觀賞，好好休息。

請勿忘了隨身攜帶發作時的緊急用藥。

與興趣・娛樂相關的能量消耗量（大卡／分鐘）

講電話	1.4	編織物品	1.7～2.5
躺著看電視	1.2	鋼琴或使用手部的樂器演奏	2.0～4.0
坐著聊天	1.4	激烈的打擊樂器演奏	4.0～5.0
躺著看報紙	1.2	溜冰	2.0
玩撲克牌	2.5	園藝	5.6
站著做菜	1.6	機械鋤草	2.5～4.0
揉製麵包麵糰	3.3	人力鋤草	7.0～8.0
縫製物品	1.8～2.9		

賭博是大忌

伴隨緊張與興奮的賭博對心臟全然不是好事。一般而言，精神上的興奮比起肉體上的勞動，血壓更容易升高，血中的氧氣濃度下降的傾向強烈。精神狀態不安定的人特別會有這種強烈的傾向。罹患狹心症或心肌梗塞的病患中，可以發現有許多人喜歡賭博。

假使有機會，在進行賭博活動時，最好可以用心電圖記錄下來。

如賽馬等具代表性的賭博活動，光是在一旁觀戰是無法滿足的，買賽馬券應該也是一件富有樂趣的事情。但是，若下注的金額過多，情緒就會變得亦喜亦憂，由緊張或興奮的情緒而引起發作的危險也會一口氣提高。

狹心症經常發作的人，以及心肌梗塞發作不滿一個月的人，即使身體的狀況好轉，也請節制進行賭博活動。

也有因心肌梗塞的緣故而住院，私下偷聽賽馬現場實況轉播繼而死亡的病患。緊張與興奮的情緒對心臟有問題的人而言是禁忌，敬請牢記此點。

倘若無論如何都想收聽現場實況轉播，請勿屏氣凝神感到緊張，在收聽之際，請邊緩緩地進行腹式呼吸，邊想像馬場上的綠色草坪緩和情緒。

抽菸Q&A

Q 香菸為何對心臟病有不良影響？

對心臟病患者來說，香菸常被視為是有百害而無一益的物品，為何不能抽菸呢？

A 香菸會誘發心律不整、狹心症與心肌梗塞。

大家都知道，香菸會提高肺癌或支氣管炎等呼吸道疾病罹患率，也是造成心臟病的危險因子。

香菸中所含的尼古丁會使血管收縮，血壓升高，增加血液中的脂肪酸。更甚者會刺激心肌，形成心律不整與狹心症的原因。

此外，香菸的煙蘊含多量的一氧化碳，一旦與紅血球的血紅素結合，與氧氣結合的血紅素就會減少，而且運送到心肌或全身的氧氣也會變少。吸菸者在爬樓梯時會覺得呼吸不順或心悸，便是緣由於此。

若不戒菸而繼續吞雲吐霧，則可能促進動脈硬化生成，或引發心律不整或狹心症、心肌梗塞等疾病。吸菸者的心肌梗塞發病率是不吸菸者的二～三倍。心肌梗塞發作當天保持絕對安靜狀態的患者，即使只抽一根菸，便可能因危險的心律不整或血壓急速上升而瀕臨危險。因此心臟病患者絕對要戒菸。

抽菸一年半後戒煙的人，比起從未有過吸菸經驗的人，其心肌梗塞的發病率同樣地低。此外，本身不抽菸者的心肌梗塞罹患率，也與家人或公司同事是否抽菸有相關影響（吸二手菸）。也有能夠從剛罹患心肌梗塞的病患血液中，發現尼古丁代謝物存在的研究報告。

Q 如果戒菸無法長時間持續該怎麼辦？

我已經發誓戒菸好幾次，卻無法長久維持。這是因為我意志太薄弱，還是這是中毒症狀呢？

A 影響戒菸的尼古丁依賴症。

無法順利戒菸的原因不只在於意志。

由於抽菸變成一種習慣，因此血液中會保持一定程度的尼古丁濃度。一旦戒菸之後，尼古丁濃度下降，便會出現戒斷狀態（尼古丁戒斷症狀）的焦慮或無法冷靜、不安、精神集中困難等各式各樣不舒服的情況。因此，病患會無法壓抑自己想抽菸的強烈欲望，終究又會再度伸手接觸香菸。所以這可以稱做尼古丁依賴症。這與酒精或麻醉藥物的依賴症相同，都不是簡簡單單就能戒除的物品。

如果能順利戒菸，兩年後發病率必然下降。為了不替家人或同事帶來不良影響，請繼續努力。

Q 最近造成話題的新戒菸法為何？

我聽說目前有用戒菸輔助藥物的新式戒菸法，請問這是什麼樣的東西呢？

A 歐美正流行的尼古丁替代療法。

成功戒菸的人總有五花八門的經驗談，但幾乎找不著一個眾人都適用的戒菸法。每人都想得到的「逐漸減少抽菸枝數」的戒菸法，從人體內尼古丁依賴程度的歷程來考量，已了解這應該收不到效果。

在美國或英國等禁菸先進國家，「一面降低病患對尼古丁的欲望，一面進行戒菸」的尼古丁替代療法已成為主流。這種療法是用香菸以外的尼古丁替換吸菸累積在體內的尼古丁。心臟病患者由於本身有戒菸的動機，因此戒菸意志強烈，再使用尼古丁替代療法相輔相成，其高成功率受到眾人矚目。

具體來說，使用含有尼古丁的口香糖或貼劑（經皮吸收劑）等戒菸輔助藥物，一面補給體內的尼古丁，一面減輕對尼古丁的依賴症狀。有強烈戒斷症狀的禁菸開始後不久，會先使用尼古丁含量多的輔助藥物，然後逐步替換為含有量少的輔助藥物，最後將體內的尼古丁濃度導向於零。有關尼古丁口香糖、尼古丁貼劑的實際使用法，由於必須配合患者的健康狀態來使用，因此請先與主治醫師洽談。

飲酒 Q&A

Q 絕對不能喝酒嗎？

一直到心臟的情況變糟之前，我每天晚上都會有小酌的習慣，請問不能喝酒嗎？

A 也有引起發作的情形。

少量酒精能使血液循環變好，也能夠消弭自身的壓力。此外，部分紅酒已知擁有能增加「好膽固醇」高密度脂蛋白膽固醇的作用。而治療狹心症的緊急方式亦有使用白蘭地或威士忌的方法。但一般而言，喝酒會使人心跳數增加，因此重症的狹心症病人一旦喝了酒，可能會引起疾病發作。而喝酒後由於呈現醺醺然的狀態，再加上冷風一吹，此時動脈會收縮、血壓上升，可能會引發強烈的狹心症，甚至有演變成心肌梗塞的病例。

酒精會對血壓造成複雜的影響。例如，喝酒之際與喝酒之後，血管會因為擴張而造成血壓的下降。但經過一段時間之後，血液中酒精代謝物質的乙醛會慢慢增加，由於這個刺激，正腎上腺素會跟著增加，因而造成血管收縮，容易引發心律不整的狀況。因此，酒精的醺然狀態反而會促成血壓上升。下酒菜大多為鹽分濃度高的料理，血流量會因此變多，進而增加心臟的負擔，另一方面，由於利尿效果讓尿量增加的關係，若不攝取充足的水分，身體便會呈現脫水狀態，繼而容易引發血栓。再加上動脈的血流量減少，動脈收縮，血壓上升，有可能引起狹心症與心肌梗塞的發作情形。

因此，若是在自家晚酌、少量喝一點酒的程度是無妨的，但您若是一喝酒就無法節制的人，戒酒是比較好的。另外，有急性心臟病或心臟衰竭、肝障礙、膽囊有疾病，以及高尿酸血症的病患，即使只是淺酌，也有可能讓疾病惡化或引起疾病的發作，因此請務必戒酒。

Q 適當的飲酒量是多少？

雖說淺酌少量的酒不會有問題，但具體而言大概是指多少量呢？

A 若為日本酒，則約為一合的程度。

酒精代謝能力有極大的個人差異，有人喝一小杯就滿臉通紅，也有人喝一升酒依舊面不改色。但是豪飲而臉色絲毫未變的人，並不表示酒對他的心臟與血壓沒有影響。

一般而言，血液中酒精濃度在〇・〇五％左右就會開始酒醉。以日本酒來說，約為三十分鐘喝一合（一八〇毫升）的濃度。若以啤酒來計，則是大瓶裝一瓶；以威士忌計算，相當於雙份一杯的量。

就健康正常的人而言，如此的量對心臟功能可說沒有重大的影響。但若每天攝取的酒精在此份量以上，就算沒有醉酒或心律不整的惡劣影響，一旦演變為肥胖或高尿酸血症，便會影響心臟。

Q 葡萄酒多喝無妨嗎？

我有聽說葡萄酒所含的苯多酚可以預防心臟病。因此若喝葡萄酒，喝多也沒關係嗎？

A 一天約可以喝兩杯葡萄酒。

歐美人有用餐搭配酒類的飲食習慣，與國人相比，歐美人飲用酒精的量要超出許多，除此之外，心臟病的罹患率與死亡率也多了很多。但是，只有法國人的心臟病罹患率低，其一說是由於紅酒含有苯多酚的原因。所謂的苯多酚是指色素的成分，有防止活性氧造成的氧化作用。「壞膽固醇」低密度脂蛋白膽固醇（ＬＤＬ）會因活性氧而氧化，繼而形成氧化性ＬＤＬ，促進動脈硬化生成，因此若紅酒苯多酚具有防止低密度膽固醇氧化的作用，也就可以預防動脈硬化發生，如此便不易演變為心臟病。

只不過，即使紅酒有如此的益處，飲用過量卻可能引來狹心症發作，以及誘發心肌梗塞。因此，由男性一天可攝取二〇～三〇毫升的酒精來換算，等於葡萄酒兩杯（約二五〇毫升）左右的份量，而女性的份量為男性的一半；這樣不到喝醉酒的程度，亦即就算每天喝酒也不發胖的程度，最為理想。

Q 下酒菜選用何種食物較佳？

比起單獨飲用酒類，邊吃下酒菜邊喝酒對身體比較好，可是要配什麼樣的下酒菜較適合呢？

A 營養均衡、味道清淡的食物。

一面攝取蛋白質豐富的魚、肉類，或蘊含豐富的維生素、礦物質、纖維素等多種營養的蔬菜，並一面喝酒，不僅酒精的吸收力會降低，心臟與肝臟的負擔也會減少。

但是，攝取如鹽辛醃漬物這類鹽分多的食物，不僅會形成高血壓的原因，也可能導致暫時性的血液量增加、水腫或心悸，甚至發生鬱血性心臟衰竭的情形。

由於熱量高的食物會形成肥胖或高血脂症，因此無論何種食物當下酒菜，可以享受其香氣及味道，但攝取量絕不可過多。特別是得節制熱量高的脂肪類食物。

此外，也不應忽視酒類本身所富含的熱量。舉例來說，日本酒〇・四合，或中瓶啤酒五分之二瓶，就約等於半碗飯的熱量。因此，在食用下酒小菜及酒後的正餐之前，請先考慮喝下的酒類熱量。

Q 推不掉的應酬喝酒，會對心臟病造成不良影響嗎？

由於我從事業務的工作，必須經常與客戶應酬吃飯，請問這對心臟病有不良影響嗎？

A 即使僅是小酌，但對心臟有問題的人而言，答案是×

喝酒應酬時，一方面要認真注意對方的舉動，這會造成自己的壓力；一方面又易受對方的步調影響，而有喝酒過量的傾向。若是酒後長時間步行，或是吹了冷風，就有引起疾病發作的可能性。尤其是患有心臟病的人，無論是多麼微不足道的情況，只要在天氣寒冷時帶著酒意醺醺然長時間步行，就是危險的舉動。

閱讀 Q&A

Q 心臟病療養期間可以閱讀嗎？

在療養心臟病時較多閒暇，因此想閱讀，請問有哪些注意事項？

A 重症病患請以一小時為限度。

即使患有心臟病，但只要心臟功能分級在第Ⅱ級以下，閱讀完全不受限制。心臟功能分級在第Ⅲ級以上、心肌梗塞剛發病不久，或有其他急性心臟病的病患，雖然要視當時的病況而定，但閱讀一小時左右就應該休息。即使是患者備感興趣的內容，也不要讀得太過沉迷。

Q 有能夠躺著看書，卻又不感到疲累的閱讀方法嗎？

我現在都是躺著看書，但總覺得相當疲累，請問有辦法解決嗎？

A 採取半坐臥姿並使用閱讀台，是最輕鬆的方法

一直保持相同的姿勢閱讀容易疲勞，特別是躺著看時需要以手支撐書本，會更加疲累。最好偶而變換身體或手的方向，以免疲勞。使用閱讀台也是方法之一。若沒有閱讀台，可以採取半坐臥姿（背部倚靠物品，上半身傾靠的姿勢），讓書本如同擺在易於閱讀的高度的台子上來看書，應該相當輕鬆。

由於持續以同樣的姿勢閱讀會感到疲累，因此在休息時，應以適當力道輕轉頸部與手腕，並做手足屈伸運動，以預防肩膀僵痛。

Q 最好能避免閱讀的內容為何？

請問有最好能避免閱讀的書籍種類嗎？

A 避免內容刺激性強烈的書。

閱讀何種書籍雖隨病患愛好，但應避免閱讀會因恐懼而使心跳加速的靈異或驚悚類書籍。閱報時也別為了政治或社會情勢而義憤，或為股市波動而情緒忽喜忽憂。

電視、電影 Q&A

Q 看電視沒有關係嗎？

病患可以自由的看電視嗎？有不能看電視的情況嗎？

A 心臟功能分級在第Ⅳ級的人應該避免。

現在有不少醫院的病房裝電視，甚至連心臟內科加護病房也有，若是娛樂性節目可以自由觀賞。

不能收看電視的情況有心肌梗塞發病後、手術之後的數日，與心臟功能分級在第Ⅳ級、保持安靜狀態也會有痛苦的心臟衰竭情形、特別需要保持精神安靜的病患。

橫躺著看電視時，每分鐘的熱量消耗量約為一・二大卡。若是沒有看電視限制的病患，還能藉著電視教學加強本身的學習。

只不過，由於有看職業摔角的現場實況轉播與賽馬節目而病發的例子，因此應避免收看會讓人不由自主感到興奮的節目。而觀賞運動節目時，採取不偏愛某隊的方式更能享受觀戰的樂趣。音樂節目或旅遊節目是不錯的選擇。

Q 出門上電影院也沒有關係嗎？

看電影有DVD或電視所欠缺的滿足感。我想看電影大螢幕……

A 請觀賞能感到放鬆、愉快的電影

一部電影的播映時間約在兩小時左右，加上往返電影院的時間，約要花費半天的日程。我不建議發作頻率高或處於急性期的病患出門看電影，但若是安定期心臟病的病患，是可以上電影院找樂子的。請選擇不會因興奮而造成心臟負擔的電影情節，放鬆的享樂吧！

心臟功能分級在第Ⅰ級，站立看亦無妨，但第Ⅱ級以上的病患絕對要坐著觀賞。夏天電影院的冷氣經常太強，因此要自備禦寒衣物，或向電影院租借毯子，加強保暖。

觀賞戲劇、音樂會Q&A

Q 我想為了觀賞戲劇或音樂會而出門……

我很喜歡觀賞戲劇和音樂會，對此該注意哪些事項較好呢？

A 若有疲勞的感覺，請在中途打道回府。

對觀賞戲劇或音樂會感興趣的病患，在獲得心臟病療養時需遠離的戲劇或音樂會的消息時，心情應該很雀躍吧？一看到絕不可錯過的公演或外國演奏家的音樂會預告等，絕對會動念想親自前往聆聽。

如前文所述，除了戲劇與音樂會本身所帶來的樂趣，對心臟病患者而言，造成問題的情況可不少。也有被稱為音樂療法、藝術療法的治療法。戲劇則依表演內容，或多或少會有令人情緒興奮的情節，但電影應該不致如此，而古典音樂會通常也無需擔心會情緒亢奮。

問題在於表演時間的長度及往返會場之間。歌舞伎或歌劇是相當長時間的表演。若感覺到疲累，切勿觀賞到最後，在中途打道回府的決定是很重要的。

我沒有利用計程車坐到劇場或表演大廳的經驗，但若是搭乘電車到表演場地，必須注意來回的步行距離與車站的樓梯、劇場樓梯的升降等部分。

避免選擇觀賞冬季寒冷夜晚的場次，而應在日間的場次前往觀賞。為防止夏天冷氣過強，請務必自備上衣。

只是，再如何有趣的事物，一旦情緒過於興奮，就有可能成為心臟病復發的原因。若情緒太過亢奮，請注意在一～三個月之內不要讓疾病發作。

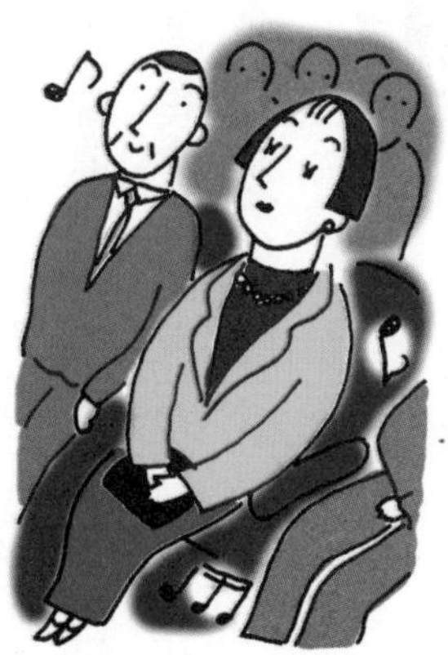

舞蹈Q&A

Q 跳社交舞會過於激烈嗎？

自從開始學跳社交舞後，我的狹心症就發作了。請問以後我還能夠跳舞嗎？

A 偶而細數脈搏數，邊享受邊跳舞

在俱樂部等場合跳上一、兩首曲子，步調緩慢如布魯士以腳步輕踏的程度是無妨的。

就視覺來看是屬於優雅的社交舞，原本卻是一種世所公認的運動，而它的動作要求比視覺所見的更加激烈。快步舞每分鐘會消耗五～六大卡熱量，即使是舞步看來緩慢的華爾茲，試跳之後才發覺相當累人。方塊舞或民族舞則更激烈，由於每分鐘可消耗七～八大卡的熱量，因此要注意不要超過本身的熱量消耗限度。爵士舞的熱量消耗量幾乎也與方塊舞相同。在配合音樂快樂舞動的同時，由於容易超出自己的運動限度，因此應該掌控好自身適宜運動的程度。和舞蹈以外的運動相同，在跳舞之前與之後測量脈搏數與血壓，與主治醫師洽談後決定出自己的限度。偶而測量自己的脈搏數，注意數值是否超過正常，或有心律不整的情形。

一般而言，在疾病形成前便有跳舞習慣者的問題會比較少。請試著在自覺症狀不會顯現的範圍之內享受舞蹈的樂趣。

Q 可以參加節慶舞蹈嗎？

請問暑假回故鄉探親時，可以參加節慶舞蹈的活動嗎？

A 在不感到疲勞的情況下，依自己的步調跳舞。

若為一般動作緩慢的節慶舞蹈，應不致有特別的問題。但若是轉圓圈跳舞，一不注意可能耗損相當多的熱量，或在跳完舞後覺得疲勞，都有可能引起疾病發作。因此務必謹守自己的步調跳舞。

卡拉OK、唱戲、樂器演奏Q&A

Q 可以繼續唱戲、唱卡拉OK嗎？

我一直持續著能樂這個嗜好，偶而也和朋友去唱卡拉OK，請問出聲唱歌對心臟會有不良影響嗎？

A 請勿閉氣用力的唱歌。

若是情緒能夠保持平穩，唱歌是毋需太過掛心的。唱歌時不僅會感到快樂，也可以忘卻煩惱。唱歌可以說是有轉換心境或解除壓力的重大效果。

進行卡拉OK、合唱等活動時，只要心臟功能分級在第Ⅱ級以下，疾病沒有發作跡象，且情緒亦能保持在平穩的狀態，幾乎不會有太多問題。在發聲時不要閉氣用力得太過度。而根據歌曲種類或唱歌方式，可能有為了發出響亮的聲音，而有過強的腹部用力情形。例如能樂等歌曲就需要藉著出力，以發出有力而通透的聲音。在用完餐或喝酒之後有注意的必要。由於唱卡拉OK時經常伴隨著酒類，因此在享樂之餘，請注意飲酒過量的問題。在吟詩或唱戲時，請改變閉氣用力的發聲方式，並以輕鬆的姿勢唱歌。

若有在發表會或舞台上亮相的機會，就會多了緊張氣氛，有誘發狹心症發作的危險。上場前最好先含硝酸鹽類藥物，預防疾病發作。

Q 可以彈鋼琴嗎？

請問我可以持續從年輕時代就開始彈琴的興趣嗎？

A 盡量避免需要閉氣和用力的樂器。

樂器有絃樂器、管樂器、打擊樂器等，消耗的熱量各有不同。最普遍的鋼琴、吉他等用手彈奏的樂器，熱量消耗量較少，每分鐘二～四大卡。對心臟功能分級第Ⅱ級以下的人，應該能輕鬆承擔。

園藝、家庭菜園 Q&A

Q 做園藝工作對心臟會有影響嗎？

讓庭院開滿薔薇是我的興趣，請問園藝工作會造成心臟負擔嗎？

A 心臟功能分級在第Ⅲ級以上者需視情況而定。

園藝工作對消除壓力大有助益，但農務其實是相當重的勞動。心臟功能分級在第Ⅲ級以上者，原則上以目視即可；若要親自動手，則選擇幫盆栽驅蟲或新芽剪枝等作業。即使只是盆栽作業，但搬花盆、植物換盆換土等都耗費體力。

心臟功能分級在第Ⅱ級及以下的病患也應注意氣候冷熱與工作姿勢。在炎熱的氣候下作業，由於工作時會散發體熱，心臟勢必搏出較一般情況多的血液，造成心臟更大的負擔。所以盡量避免在炎熱的天氣工作，即使必須要做，也選擇在氣溫稍降後再進行。在酷熱的氣候下要補足水分，並注意防止發生脫水症狀。冬季則選擇無風的溫暖天氣作業，而且因為氣候寒冷，務必穿著能保暖的服裝進行作業。

儘量在胸部的高度進行作業。由於進行農務作業大多需彎曲上半身，如此會促使血壓上升，使狹心症易於發作。高齡者或心臟傳導障礙患者避免身體朝上、雙手高舉的高處剪枝作業，就不會有危險。

Q 一天進行幾小時是安全的呢？

一開始進行農務就容易忘卻時間流逝。請問進行幾小時的作業才不會有問題呢？

A 每做一小時需休息五~十分鐘。

農務時間依個人的病狀、年齡、經驗值等有不同差異，因此並沒有進行多久的農務工作才算安全的標準。在不感覺疲勞的範圍裡，自行決定自己的工作量，至少一小時要休息五~十分鐘一次，靜靜地坐看週遭的人事景物。

腳踏車・摩托車 Q&A

Q 可以騎腳踏車上下班嗎？

因為到電車站走路要三十分鐘，也沒有公車可搭，我每天都騎腳踏車往來家裡與電車站之間……

A 注意急速陡坡的升降，並避免於寒冷的冬季騎腳踏車。

騎腳踏車的好處在於比走路節省時間、熱量消耗量較低、較不易感到疲勞等，因此是許多上班族偏愛的交通工具，但對心臟病患者而言，則有必須注意的事項。

平坦的道路幾乎沒有問題，應當注意的是上下坡的地段。上坡會增加心臟的負擔，而下坡則因為速度增快而使緊張的情緒高升，心跳數增加，血壓繼而上升，所以對心臟造成的負擔一如上坡。上坡時採用牽著腳踏車步行而上的方式，能減少心臟的負擔。切勿採取臀部抬離坐墊、直立騎車的方式。下坡則多注意行車的速度莫過快。

在冬天冷風颼颼的日子裡，若是需要逆風騎車，那麼疾病復發的風險就會更加提高，此時減少騎腳踏車外出是最聰明的做法。

若疾病有發作情形，則請放棄騎乘腳踏車。無論如何，請注意不要有呼吸不順、足部疼痛、肩膀僵硬等情形發生。

重點是，若能於氣候良好的季節，在自己熟悉的路徑、且無上下坡道的地方快樂的騎乘腳踏車是最好的狀況。

熟悉騎摩托車者若能以時速三十公里的速度行駛，應該不致對心臟造成影響。但是，路況惡劣的路徑或一百公里以上的長距離，則請謹慎處理。

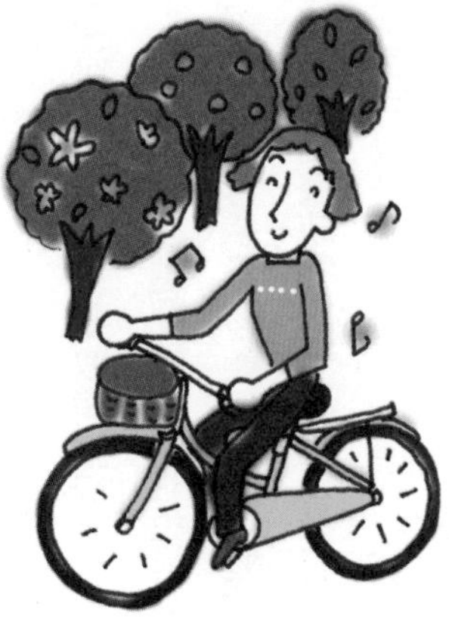

國內旅行、溫泉Q&A

Q 我想進行一趟外宿的旅行

我曾因輕度心肌梗塞而住院，若身體恢復後想去旅行放鬆身心，請問我可以安排外宿的旅行嗎？

A 請依自己的步調來旅行。

若能遵守自己的步調來行動，旅行就不是受禁止的事。換句話說，旅行時的行動與平時的生活步調是否相同才是重點。避免在凌晨出發或搭乘半夜的臥鋪火車等與平日的生活時間帶不同的方式；至於難得來某地遊玩，所以貪心地安排許多活動的時間表也應禁止。

此外，原則上最好避免行走過長的坡道或階梯、陡急斜坡等路線，三千公尺以上高地也不適宜。

參加團體旅行固然輕鬆，但由於行程滿檔為其主打重點，因此遊客容易感覺到疲累。請選擇為年長者所安排、時間排程較為寬裕的行程。並請事先與導遊說明自己的情況，若感覺到疲勞時，則先回休息處或巴士中休息等待。寺廟前若有過多的階梯，千萬不要逞強，倘若有不安的感覺，則請先打道回府。盡量跟上其他人的步調，但跟不上就需放棄是很重要的事。

若颱風接近或有豪雨特報時，即使很遺憾，也要取消旅行。

行李越少越輕越好，避免提著沉重的旅行袋等物品行走是不變的鐵則。回家時利用宅急便預先將行李寄回也是方法之一。

若換了床或枕頭便無法入眠的人，要隨身攜帶由主治醫師處方的輕劑量安眠藥，並且不要將疲累殘留至隔天。

避免一人單獨旅行，請務必和家人或能信賴的朋友相偕出遊。

Q 旅行時所有的料理都可以食用嗎？

旅行時享受美味料理是一大樂趣，請問是否有不能吃的食物呢？

A 注意不要飲食過量。

特別是對女性來說，接受他人服務，享受山珍海味或信手可得的美食之旅，用餐樂趣真是無窮無盡。但是，伴隨美食而來的便是食物攝取過量的問題。由於外食的調味較為濃厚，也經常使用膽固醇或普林較高的食材。因此，進行食物療法的病患，請遵守本身該攝取的食品與用量的指示，每道菜餚淺嚐輒止，尤其是鹽分多的食物，盡量少食用為宜。還要特別留意旅行的解放感所帶來的飲食過量問題。

Q 裝上心臟節律器後，可以進行溫泉旅行嗎？

我曾接受在體內裝置心臟節律器的手術，所以想利用泡溫泉好好進行復健，請問這樣會有問題嗎？

A 一天泡澡兩次，一次控制在三十分鐘內。

即使罹患有心臟病，但若心臟功能分級在第Ⅱ級以下的人，仍然能夠享受泡湯的樂趣。但是，應注意的事項有數點。請於第一次泡澡之後測量自己的脈搏和血壓，確認是否在限度範圍之內，藉以調整泡澡的時間。而泡澡次數為一天兩次，時間最長需控制在三十分鐘以內。大體而言，由於溫泉的溫度大多偏高，因此應該多加注意。若為了顧慮其他泡湯的客人，而不先以冷水降低溫泉熱度，忍耐溫泉的高溫直接浸入溫泉池的行為是被禁止的。盡可能在四十度以下的溫水池浸泡十分鐘到身體發汗的程度即可，以達到全身溫暖為原則。

但是要密切注意不要在溫水浴槽中浸泡到睡著了。長時間的沐浴與過熱的溫泉水，都會為心臟帶來重大的負擔，而原本想藉由泡湯來達到保養身體的目的，反而會造成反效果。

若遇有心悸或頭暈的情況，理所當然不能泡湯；有疲累的感覺時，也請控制泡湯的行為。

不必擔心溫泉成分對身體的影響，但若要飲用溫泉水，則要避免含鈉溫泉，以免攝入過多的鈉。此外，入浴後注意勿讓水變冷。

國外旅行 Q&A

Q 搭乘飛機會有問題嗎？

到國外旅行時，搭乘飛機絕不可免，請問機艙內的氣壓與高度會造成問題嗎？

A 注意候機時間、飲食，以及步行距離。

若搭乘的是大型噴射客機，那麼搭乘飛機這件事情本身並不會有特殊問題。而機內通常會保持在高度二〇〇〇～二五〇〇公尺左右的氣壓。由於乘客會攝取較地平面時還少的氧氣，因此不會有肺部功能受損的問題。但是，由於水分的蒸發會變多，容易呈現脫水狀態，此外，因為座位空間狹小的關係，所以血液容易停滯在下半身而形成血栓，繼而引發肺栓塞現象（請參照第一二四頁），務須多加注意。

其他尚有在機場的步行距離、候機時間、機內飲食，以及時差等問題。光是在國際機場辦理登機手續，至少也需走一公里。為了轉機需要可能必須上下樓梯，而依機場大小，也可能要走上三公里。由於部分機場備有電動車，重症病患最好試著向服務員提出使用申請。

機內飲食大多為富含脂肪與高熱量的食物，若不是空腹狀態，可以不吃或只吃部分的餐點。尤其是有食物限制的人，更應該注意切莫飲食過量。不建議酒後倒頭就睡的行為。機內的酒類服務，僅止於淺嚐一口，享受酒香的程度即可。

Q 我擔心時差會對心臟造成影響嗎？

空中之旅最痛苦的莫過於時差的問題了，請問這對心臟病沒有不良影響嗎？

A 搭乘飛機的前後請好好休息。

要避免時差造成問題，原本的處理方式是盡量減少睡眠時間，但心臟病患者不適用此法。心臟不好的人在進行長途飛行或搭乘橫越大陸的長程火車時，不論睡了多久，都像這段時間是在清醒地辦公，因此有相同程度的疲勞感。再者，即使身體的感覺有多麼舒適，也應在搭乘飛機的前後一日各休息一天（在飯店或家中放鬆）。能用如此的思考方式，就不會罹患感冒；若能在目的地當日的適當時間睡著，就應該不會有太大的時差問題。

Q 在國外發病的處理方式？

萬一疾病在國外發作，要如何處理才好呢？

A 請向主治醫師領取英文介紹說明書。

首先，在出門前務必得到主治醫師的許可。

為免在旅行時身體狀況失調而需要看醫生，要攜帶由醫師開立以英文書寫有病名、血壓、心電圖、服藥狀態等資料的卡片。特別是正在服用抗凝血劑的人，務必附上服藥量與血液凝固試驗的最新數值、血型。如此即使語言不通，應該也能受到適當的處置。只是，沒有人需要擔負病患到沒有醫院及醫師的地方旅行的責任。關於醫院的資料，可向旅行公司或保險公司洽詢會有相關設備的場所。

超過一個月以上的長途旅行，飲食的變化可能對心臟病造成影響。平時定期接受診察的病患，應至少兩週在當地接受一次檢查。

在身上植入心臟節律器的病患，原則上不會有問題。只要隨身攜帶預先向主治醫師所領取記載心臟節律器的功能等資料的英文卡片，以及心臟節律器使用手冊即可。若機場的金屬探測器對心臟節律器產生反應，請向服務員說明，以便在探測器前縮短檢查時間。

若為本人用藥，直接帶入機艙內沒有問題。假如海關檢查人員詢問，英文的介紹說明書會有所幫助。隨身藥物要攜帶多量些。

前往部分國家需事先接受預防接種。雖然心臟病患者也能夠接種，但應事先得到主治醫師核准，而在接受預防接種前，也要先向負責注射的醫師說明自己有心臟病。

圍棋、西洋棋、麻將Q&A

Q 可以繼續下圍棋、西洋棋嗎？

長期以來我在圍棋協會下棋。但目前心臟功能變差的我，一定得戒掉下棋的習慣嗎？

A 與相互信賴的朋友邊享受下棋的樂趣邊對奕。

下圍棋與西洋棋，對於心臟功能分級在第Ⅱ級以下的人來說是沒有問題的。即使是心肌梗塞的患者，只要障礙的嚴重程度輕，沒有心臟衰竭或狹心症發作的情況，並且呈現安定狀態，是有可能長時間對奕的。僅為了獲得樂趣的心態是很重要的，若是在乎下棋的勝負，那麼最好戒掉這個習慣。對戰的對手請盡可能的選擇能夠相互信賴的朋友。最近有藉由液晶畫面與按壓的力道來挑選與自己程度相當的電腦遊戲，只要躺著就能夠輕鬆對奕。

Q 若有朋友邀約打麻將，該如何處理？

有麻將的牌友邀我在病癒後開桌打牌。我想請問，若是不賭牌，僅是為了尋求樂趣而玩牌的程度，可以打麻將嗎？

A 先決定打牌的時間限度。

一提到麻將，如同過去就開始抽菸或喝酒這種理所當然的事情，麻將賭博、通宵打麻將也都應該嚴禁。若是由在乎打牌輸贏、容易陷入長時間混戰的朋友邀約，更要多考慮。預先決定打牌時間長短，以免超出自己的限度，切勿連續打三、四小時。最好選擇會注意時間的朋友或家人，只為樂趣而玩牌。

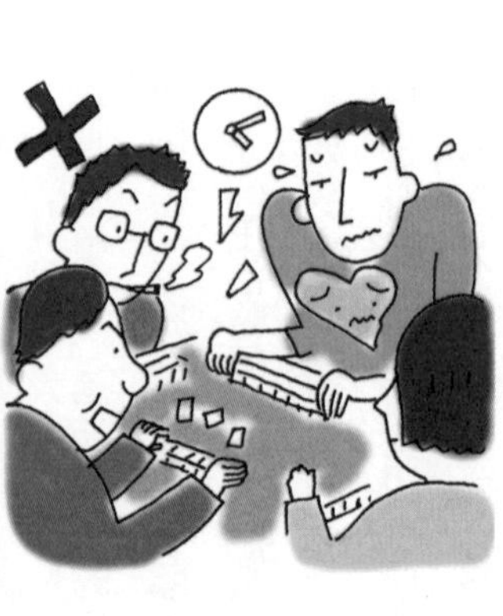

第3章

共同預防心血管疾病

做到預防心臟病或血管疾病是最佳的狀態。為了達成這個目的，飲食與運動該做哪些調整才好呢？預防心臟・血管疾病的方法，與預防其他生活習慣病的方法是共通的。而帶有危險因子的女性、高齡者、管理階層等，則根據其個別的生活與狀態，提出具體的生活方式，敬請參考實行。

共同預防心臟病與動脈硬化

對於代謝症候群
內臟脂肪的堆積是重點

各位聽過代謝症候群這個名詞嗎？代謝症候群的診斷標準，是為了預防心臟或血管疾病所產生的新型指標。

肥胖（特別指內臟脂肪型肥胖）、糖耐量異常（胰島素阻抗性）、高血脂症、高血壓等疾病，每一種都是讓心血管疾病發作的重要危險因子。如今愈來愈多人知道，若是有人帶有上述兩種以上的危險因子，即使個別危險因子的症狀輕微，但其危險度將演變為數倍。也就是說，若罹患其中兩種以上的疾病，其危險度並非以單純的加法來計算，而是倍率急遽上升。

從單純的情況開始，到呈現出如今這四種狀態，被稱為「死亡四重奏」、「複合式危險因子症候群」（multirler-isk factor syndrome）、「X症候群」、「內臟脂肪症候群」等名稱。上述這些名詞不單只有字面上不同，嚴格來說，在這四個危險因子之中，會因重疊的不同而相異，定義也不見得有一致性。

直到最近，「代謝症候群」這一名

小知識

胰島素阻抗性

簡單來說，是指胰島素的活性無法有效發揮的狀態。也因此，醣類無法徹底完全代謝，由胰臟分泌的大量胰島素，因而轉變成稱為高胰島素血症的狀態。

所謂的糖耐量異常，是指體內處理血糖的能力不良，意即和胰島素阻抗性有相同的狀態。在第二型糖尿病發作之前，會先引發糖耐量異常的症狀。

高胰島素血症是由於

詞開始為各國所廣泛使用，各專家間也做了定義上的統一。

狹心症、心肌梗塞、糖尿病、高血壓等所謂生活習慣病的疾病，依據民族性與生活習慣的不同，發病率與死亡率也各相迥異。

因此，我國亦是基於實例的狀況下，為制定所謂的診斷標準而處於檢討的階段。

在第一八〇頁的圖顯示，與代謝症候群相關的疾病或狀態等的關係性與診斷標準。

而這裡的重點在於，代謝症候群是以內臟脂肪的累積為前提。所謂的內臟脂肪，是指附著在腹腔內腸管周圍的脂肪，其與皮膚下的皮下脂肪對身體的影響是不同的。

測知內臟脂肪的簡便方法為測量肚臍高度的腰圍

要正確的測定內臟脂肪，進行電腦斷層掃描檢查有其必要，但進行健康檢查的時候，抑或是自己在平時，也可以藉由測量腰圍的方式來簡單測知。但要注意此處所謂的腰圍，並不是指測量腰圍最細的部位，而是指在肚臍高度部位的腰圍。

依此方法計算，若男性的腰圍在九十公分以上，女性在八十公分以上，就能被判定為內臟脂肪累積過多。這相當於以電腦斷層掃描檢查所測定的內臟脂肪面積一百平方公分。

脂肪細胞有多樣的活動

脂肪細胞雖然容易被認為只是由脂

交感神經的緊張，繼而引發微血管產生障礙，或腎臟增加鈉離子的再吸收等，形成引發各種障礙的原因或誘因，與高血壓或動脈硬化情況的惡化也有關係。在代謝症候群一連串的反應之中，亦可發現胰島素阻抗性造成的結果占了很大的部分。

實證

實證（Evidence）是指證據的意思。長久以來，醫療行為都是基於經驗而進行，因此每個病人的治療方法，都在沒有檢驗是否合於病人的狀況下就做了選擇，因此才會結合了醫療過失或輕視患者心聲的那面。由前述現象所做的反省，因而產生了所謂的實證醫學（EB

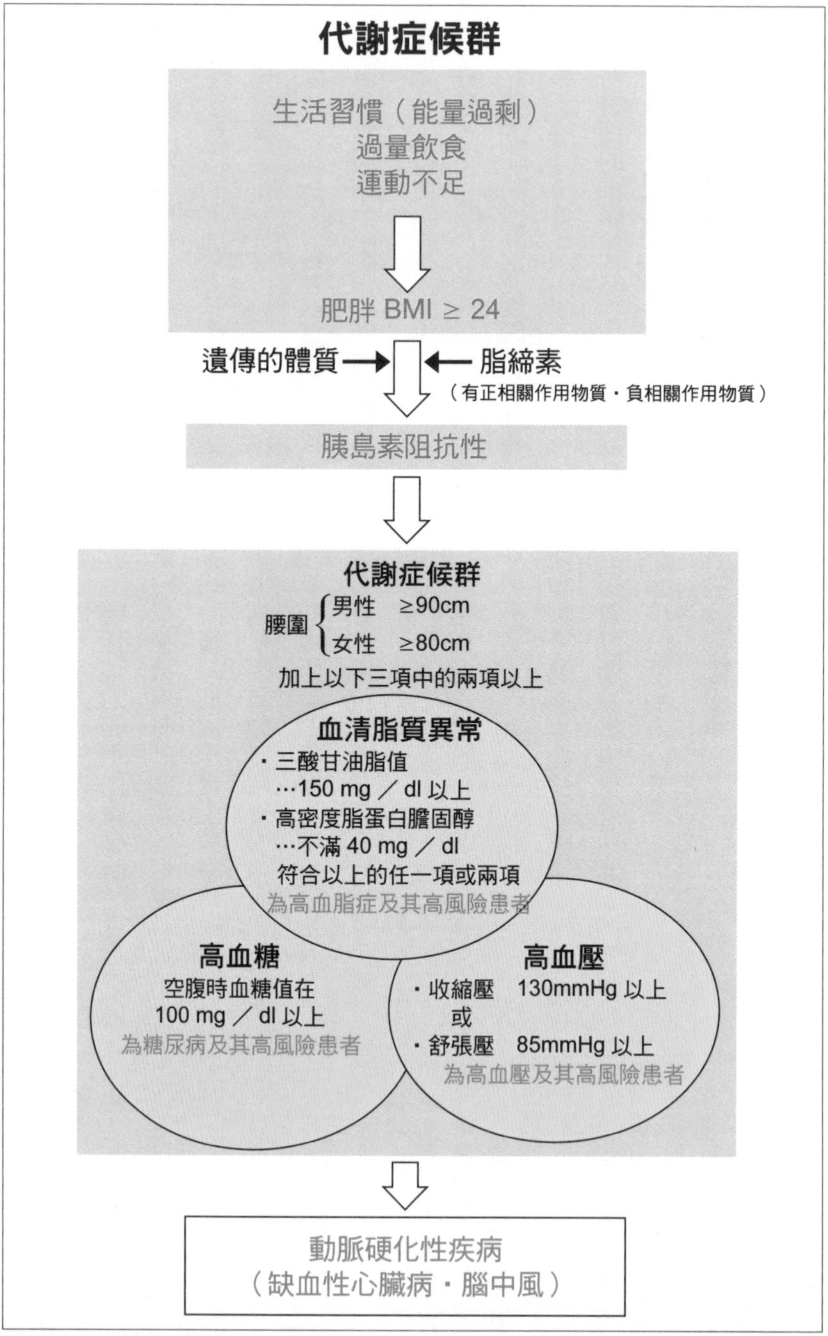

改編自門脇孝「代謝症候群的病態及分子結構」的圖「肥胖為透過胰島素阻抗性，成為代謝症候群最主要的原因」。

肪所堆積出來的細胞，但經由最近的研究，已讓人明瞭脂肪細胞會產生各種不同的生理活性物質，而這些生理活性物質既可以預防疾病，相反地也能成為疾病原因，這種狀態使人理解內分泌物質有其很複雜的活動。

這種類型的生理活性物質，稱為脂肪細胞素，但其中最重要的活動物質則為脂締素（adiponectin）。

脂締素是由脂肪細胞所分泌出來的物質，它不單能夠預防糖尿病與高血壓，還亦能軟化血管、預防血壓上升，以及修復血管的傷痕等等，有預防生活習慣病的作用。

只不過，一旦體內的內臟脂肪變多，脂締素就會減少。而內臟脂肪一旦增加，人體就容易罹患動脈硬化或糖尿病的情形，被認為與脂締素的減少有重大的關聯。

在脂締素之中，含有與發燒等發炎反應有關、阻礙胰島素活動的TNF－α（腫瘤壞死因子－α），以及在血管壁製造血栓、讓動脈硬化情形惡化的PAI－1（胞漿素原活化物抑制劑－1）等，這些是一邊與脂締素取得平衡一邊活動，但內臟脂肪增加不僅會破壞這個平衡，也容易造成心臟病發作。

但是，幸好內臟脂肪也有容易因運動等因素而減少的特徵。由於腰圍僅減少一公分亦能顯現出效果，因此請每天做適度的運動，並養成一～二週測量一次腰圍的習慣。

M）這種基於科學根據所進行的醫療行為。

從符合條件的統計數值而來的證據是正確的，完全相同的病名與條件，便會出現相同的結果。但是，即使病名相同，在個人原因及疾病嚴重程度不同的情況下，就算基本的治療方針相同，特別是形成心臟衰竭、動脈硬化、高血壓等的原因、針對疾病的神經或荷爾蒙的調節狀態、病患一天的行為或營養等的不同，對心臟造成的負擔或血壓的變化、血流的狀態就會有微妙的差異，人的餘力也因此會有所不同，若醫師不加以限制或指導病患過適當的生活，藥物產生的效果也會有所不同。只要確實掌握這些相異點，量身定做的治療當然是最重要的。

獻給高血脂症患者・Q&A

高血脂症是指血脂肪異常增加的狀態

高血脂症是動脈硬化的重大危險因子之一。所謂的高血脂症，是指血液中的脂肪含量異常增加的狀態。

血液中所含的脂肪有膽固醇、三酸甘油脂、磷脂質、游離脂肪酸等，不同脂肪的數量多寡，對身體造成的影響也相異，而與動脈硬化的關係，重要的有下列四個種類（標準值請參照第一一二頁）。

膽固醇是人體細胞膜的重要成分，也是補充其他細胞功能的營養成分的必要物質，但多餘的膽固醇卻成為促進動脈硬化的要因。

- ●總膽固醇偏高的高膽固醇血症
- ●低密度脂蛋白膽固醇偏高的高LDL膽固醇血症
- ●高密度脂蛋白膽固醇偏低的低HDL膽固醇血症
- ●三酸甘油脂偏高的高三酸甘油脂血症

若動脈硬化情形持續演進，可能引發冠狀動脈發病或心肌梗塞等各種與動脈相關的疾病，而高血脂症的症狀，則是會在眼瞼、手指甲、手肘、膝蓋、阿基里斯腱等處出現稱為黃色瘤的黃色小顆粒。

高血脂症大多發生在肥胖的人身上，但也有外表看起來不胖，骨骼細、體內脂肪卻很多的人，其實也是高血脂症患者。特別是只要內臟脂肪囤積得多（也就是隱形肥胖），就容易促成動脈硬化發生。

Q 健康檢查讓我得知三酸甘油脂數值偏高

我經由公司所舉辦的健康檢查，得知自己有三酸甘油脂數值偏高的問題。這是早上所做的檢查，但我想知道，早餐所吃的奶油有可能影響檢查值嗎？

A 檢查之前的飲食會影響檢查值。

進行健康檢查等血液檢查的標準值，幾乎都是指空腹時所採樣的血液值。若飯後立即抽血，由於飲食所攝取的營養成分溶解於血液中，因此檢查值會受這個影響而有變化。

在十六小時以上的空腹狀態時，三酸甘油脂會呈現出安定的數值。它不像血糖值會在飲食後立即出現增加的現象，大部分的數值並不會因攝取的食物內容而有立即的影響，飲食的能量中，當醣類所占比例最高的時候，三酸甘油脂最容易增加。也就是說，食物中碳水化合物（醣類）的量所帶來的影響是最大的。

要得到正確的數值，空腹測量是有必要的，但若是只想做個大略的判斷，飲食後所測得的數值也沒有問題。請再一次在空腹的狀態下進行檢查，以便確認情況。

Q 高血脂症是會遺傳的疾病嗎？

我的父親在四十五歲左右得了高血脂症，退休後沒多久便因心肌梗塞而過世了。我想請問這種疾病與遺傳有關係嗎？

A 若為家族遺傳性疾病，則容易在年輕時發病。

在高血脂症之中，有源自遺傳基因異常等因素造成家族性的發病，例如家族性高血脂症，特別是肝臟代謝多餘脂肪困難的受體缺損症等疾病；以及中年以後由於能量攝取過多，而使多餘的脂肪囤積，並與高血糖和高血壓等疾病一併發作的類型。

若為家族遺傳性疾病，年輕時代開始，便有血液膽固醇等數值異常偏高、動脈硬化惡化迅速的情況，且年輕時心肌梗塞發作的情況並不在少數。而您父親的情況，從他在四十五歲左右得了高血脂症、退休後發病的情形來看，可以被認為不屬於家族遺傳性疾病。

由於中年之後才發病的高血脂症，是由於飲食過量及運動不足所造成，因此經常會與肥胖、糖尿病等合併發作的情形。但即使是中年之後才發病，就體質相似的方面來看，並不能說與遺傳完全無關。對於雙親所罹患的疾病，孩子也有徹底注意的必要。尤其是中年之後，為了不因過量的飲食而累積多餘的能量，請多多運動身體。但是，過著一般生活（工作）的人僅靠運動便想徹底的消耗能量，可以說有其困難。

Q 所謂不讓高血脂症惡化的飲食為何？

我藉由血液檢查知道自己的膽固醇過高，被告知要注意飲食。

A 注意膽固醇與脂肪的攝取過量。

膽固醇除了可經由飲食攝入人體外，亦可以脂質與醣類為原料，由肝臟製造產生。因此，控制攝取高膽固醇食品的同時，也有必要注意別吃進過多的脂肪。具體來說，由食品所攝取膽固醇的量，一天需控制在三百毫克。例如，富含最多膽固醇的食品首推雞蛋，由於其一百公克中含有四二〇毫克的膽固醇，就算只吃一個中型大小的雞蛋（約六十公克），也攝取了約二五二毫克的膽固醇。因此，雞蛋一天只能吃少於一個的量。

關於脂肪方面，在一天的總能量之中，脂肪的攝取量約占二〇%～二五%，不要攝取過多主要為肉類所富含的動物性脂肪（飽和脂肪酸）。相對的，植物及魚類所含的脂肪（不飽和脂肪酸）由於有預防動脈硬化的作用，在人體攝取的總脂肪量中最好能有一半以上是取自於不飽和脂肪酸。但是攝取過多不飽和脂肪酸也並非好事。相對於飽和脂肪酸，一旦多元不飽和脂肪酸攝取比例過高，「好膽固醇」高密度脂蛋白膽固醇就會減少。即使對身體有益，但若以極端的方式來攝取，便會對健康造成損害。

Q 每晚喝發泡酒的容許量是多少？

我喜歡啤酒，所以每天晚餐時會喝約一千毫升的低酒精濃度發泡酒（酒精濃度三・五％）。請問若想每天喝酒，多少量最適合呢？

A 依自己的情況制定適合的飲酒量。

酒精（酒類）有必要考量其產生的熱量、糖分的量，以及酒精本身帶來的直接影響的問題。依心臟病種類的不同，酒精造成的影響也會相異，但以「適度」為原則。以狹心症為例，為了不讓自己變胖，控制攝取的總卡路里數是很重要的。若從這一點來看，一千毫升的飲酒量已過多。即使發泡酒的價錢便宜，但一百毫升的熱量就有四〇～五〇大卡，一千毫升就有四〇〇～五〇〇大卡的熱量。

每天持續喝一千毫升的酒，就會和飲食過量所產生的高血脂症相同，既會成為促進高血壓或動脈硬化的因子，也會有罹患心臟衰竭的疑慮。而「酒精性心肌病變」是大量飲酒之後心臟會變大，亦容易轉化為心臟衰竭，可是一旦戒酒，心臟則會縮小，若又喝酒，心臟又會變大。這種情況稱為「心臟的手風琴」現象。而表現出適度的適量飲酒量，是指適度的酒量以某個節奏持續的飲用，滿足「體重完全不增加、血壓（即使血壓高）安定、肝功能（γ－GTP）也沒有惡化」三條件的量。由於這三條件因人而異，請自行衡量適量的飲酒量。

酒精的直接作用，是指喝了少許酒便會酒醉，心跳數增加，容易引發心律不整，血壓會暫時性下降，但當酒醒後血壓又會上升。因此絕不能喝到酒醉的程度。對於心臟狀況不好的人而言，如果所喝的酒量能讓沒看見自己喝酒的家人分辨不出曾有喝過酒的程度，就可說是適度的酒量。

此外，一般所說的適量，若以日本酒與燒酒來計是指一合（約一八〇毫升）、中瓶啤酒為一瓶（約五百毫升）、威士忌或白蘭地為雙份一杯（約六十毫升）、紅酒為一酒杯（約一二〇毫升）。

獻給高血糖症患者・Q&A

糖尿病是指胰島素不足致使血糖值變高的疾病

所謂「糖尿病」，是因負責從醣類製造熱量的胰島素不足，因此無法妥善地處理醣類，血糖值繼而變高的疾病，主要分成兩個類型。

其一是胰臟製造胰島素的蘭氏小島B細胞，因自身的免疫系統被破壞，所以完全無法製造出胰島素，這種類型稱為第一型糖尿病。

另一種類型則為能夠製造出胰島素，但胰島素的量不足，或胰島素活動不良，因此無法妥善處理醣類的類型，這種類型稱為第二型糖尿病。

第一型糖尿病幾乎都是在兒童時期就發病，而第二型糖尿病則幾乎是成人後才開始，特別是中年之後才變得容易發病。我國的糖尿病約占九十五%是屬於第二型糖尿病。

一旦維持長時間的高血糖狀態，全身血管壁的負擔會增加，也會引起各種併發症。如此對動脈硬化的影響也很大，特別是會促進粥狀動脈硬化的情形。因此，合併發生狹心症或心肌梗塞、閉塞性動脈硬化症、腦梗塞等的風險會變得非常高。

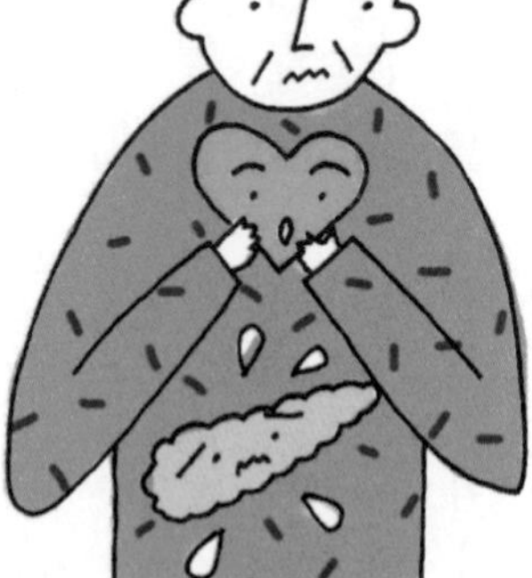

Q 若尿中沒有排出糖分，也算是糖尿病嗎？

經由健康檢查，我被檢驗出血糖值高，有糖尿病的症狀。雖然沒有排出尿糖，但想請問即使沒有尿糖現象，也稱為糖尿病嗎？

A 糖尿病藉血糖值來診斷，排出尿糖的數值有個別差異。

由於糖尿病這個病名的原因，也有人誤以為糖尿病是從尿液中診斷是否排出糖分，但診斷標準要看血糖值（請參照表格）。任何時間血糖值、空腹血糖值、葡萄糖耐受試驗兩小時值，與擇日做第二次檢查的結果均高於標準值以上時，便可診斷出罹患糖尿病。

一般來說，如果血糖值已達到一六〇mg／dl以上，尿中就會含有糖分，但有人的血糖值在一六〇以上卻不含糖分，也有人在更低的數值就排出糖分。此外由尿中排出糖分這一點來看，也不僅限糖尿病才會如此。所謂的糖尿病腎病變，是指在懷孕等因素造成腎臟負擔的時期，血糖正常但會出現尿糖症狀。

糖尿病的診斷標準

糖尿病型	空腹血糖值 126 mg／dl（以上） 或 75g 葡萄糖負荷試驗兩小時值 200 mg／dl（以上） 任何時間血糖值 200 mg／dl（以上）
邊界值	介於正常型及糖尿病型
正常型	空腹血糖值 100mg／dl（以下） 且 75g 葡萄糖負荷試驗兩小時值 140 mg／dl（以下）

檢測採用靜脈血。
持續屬於糖尿病型的則可診斷為糖尿病。

血糖值高而被診斷出有糖尿病時，需針對血液中膽固醇值或三酸甘油脂值等是否正常、是否有高血壓等易於與糖尿病合併發作的心臟病或高血壓等進行檢查。然後，要對血糖進行嚴格管理，以免糖尿病情形惡化。

Q 我的雙親有糖尿病，所以想預防糖尿病發作是不可能的事嗎？

我的雙親有糖尿病。聽說糖尿病是與遺傳密切相關的疾病，請問無法預防糖尿病發作嗎？如果可以預防，該注意哪些方面呢？

A 注意生活情況就能預防發作。

第一型糖尿病的起因為病毒感染等自我免疫發生異常而發病，與遺傳沒有關係。

相反地，第二型糖尿病是有易於罹患糖尿病的體質，再加上環境等因素而發病。因此，除了避免後天的因素外，也可以採取延遲發病甚至不讓它發病的方式解決。

促使糖尿病發病的有肥胖、年紀增長、懷孕、感染或外科手術、精神壓力等因素。由於這些因素會引發胰島素阻抗性，身體因此需要更大量的胰島素，結果卻造成胰島素不足，而無法處理體內的糖類。而這些因素中，除了年紀增長及懷孕是無可奈何的事情之外，其他因素則只要多加注意，都是有可能預防的。也有因為感染或外科手術等不可抗力的因素而引發的情況，但可以透過日後的休養與營養方面的注意，勿讓身體的抵抗力下降，罹患感冒時也不要輕忽，而是藉慎重的處理等等的努力來進行預防。

再者，促使糖尿病發作的原因，和動脈硬化、心臟病、腦中風等疾病的注意事項是共通的。由於預防糖尿病的方法也可以預防所有的生活習慣病，可謂理想的生活。

只是，即使患有糖尿病，但每天若能持續確實的將血糖保持在穩定狀態的治療方式，就能夠和沒有糖尿病的人擁有同樣的壽命，請抱持自信，遵從專科醫師的指示，好好的過生活。

Q 關於糖尿病的飲食，特別要注意哪些事項？

飲食療法對糖尿病來說相當重要，請問我該注意哪些事項呢？

A 控制攝取的能量是重要的。

糖尿病患者首先該遵守的就是避免飲食過量。若是飲食過量，血糖值會上升，胰島素來不及讓醣類充分代謝。每天攝取的能量雖然有個別差異，但一般而言，依據此人的標準體重，每一公斤需符合下列的範圍。

・肥胖者為二十~二十五大卡
・不肥胖的輕度勞動者為三十大卡
・不肥胖的中度勞動者為三十五~四十大卡

・不肥胖的重度勞動者為四十～四十五大卡

標準體重以下列公式計算

標準體重（公斤）＝身高（公尺）×身高（公尺）×二十二

此外，即使能量相同，但若醣類的含量急速上升，會造成體內一次需要大量胰島素的情況，這並不是好現象。例如清涼飲料或零食等食物，會使醣類呈現容易消化吸收的狀態，因此是需要迴避的食品。即使是同樣的醣類，白飯或地瓜類等所含有的澱粉就需花費較多的時間消化吸收。而攝取如玄米等精製度低的食品或雜糧穀物等，醣類消化吸收的時間就會更慢。若也能夠攝取維生素。礦物質、食物纖維等是理想的情況。

具體來說，每天都得思考三次以如何的食物做如何的組合安排的問題是很辛苦的事，但若利用日本糖尿病學會所製作的「糖尿病食物療法的食物組合表」，就能夠輕鬆的實施。

這是依食品的六大項來分類，並表示出各種食品在八十大卡的重量與標準量的表。

此外，由於酒精也會形成熱量，因此也應該計算喝進體內的酒精的能量。

因為酒除了熱量以外幾乎不含其他營養素，若能戒酒成功就盡可能予以戒除，或不要喝到超過飲酒量的限度。

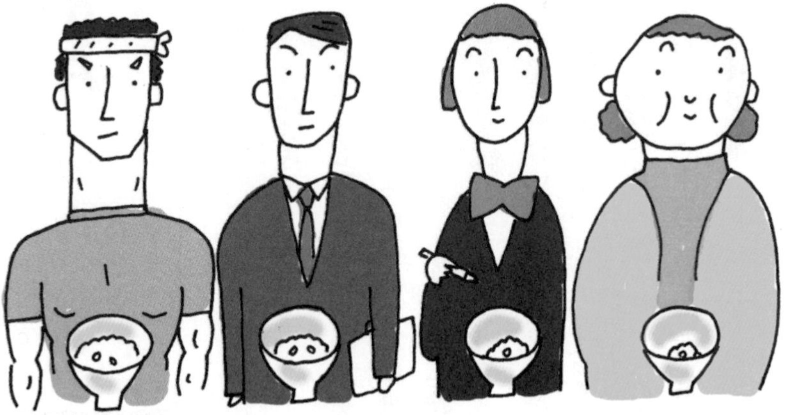

獻給腎臟功能不良的患者・Q&A

接受透析的患者
動脈硬化的惡化速度快

腎臟是與動脈硬化有深切關係的內臟。即使是健康的人，一旦到了九十歲，腎臟的活動情形就只有年輕時的三分之一。

但是，上了年紀之後，若要像老廢物質大量形成般做不合理的工作（例如做超出自己容許範圍以上的激烈運動或熬夜），立刻會為腎臟帶來過多的負擔。

腎臟在製造尿液時，人體內的老廢物質會隨著尿液排出。因此，當腎臟病惡化到最後階段的腎臟衰竭時，老廢物質持續蓄積在體內，就形成尿毒症這種攸關性命的重大疾病。

因此，腎臟衰竭的患者會執行透析療法（洗腎）以做為治療。這是將血液導出體外，再利用腹膜去除體內老廢物質的治療。

拜透析療法所賜，即使罹患腎臟衰竭的患者，可以免除尿毒症的威脅，但接受透析療法治療的病患，與健康的人相比較，動脈硬化的速度卻會提早十～二十年。

另外，長期接受透析療法治療的患者，約有半數會死於心臟衰竭、心肌梗塞、腦血管障礙等心臟或血管的疾病。

患有腎臟病的病患，請盡量將腎臟保持在良好的狀態，不要惡化到需使用透析療法治療的情況，而預防心臟病的產生，是免除面臨死亡這種最壞情形的方法。

Q 所謂腎臟的動脈硬化是指什麼？

我的血膽固醇值一直維持在高數值的狀態，聽說腎臟也會產生動脈硬化的情形，因此我很擔心。

A 是腎臟的動脈發生狹窄，血壓上升的疾病。

從主動脈分支進入左右腎臟的動脈稱為腎動脈。由於腎動脈動脈硬化的緣故，動脈的內腔變窄，流入腎臟的血液量減少，腎臟中的微血管也呈現纖維化現象，而腎臟本身變硬，腎功能也衰退。這稱為「腎硬化症」。由於年輕時會形成腎臟炎或腎病症候群、腎囊泡等，血壓變高的情形稱為「腎性高血壓」。另外，患有腎血管性高血壓時，可能會有多發性主動脈炎的發炎情形，與動脈的纖維彈性症擴及至腎動脈的情況。而治療方法則有用附有氣球的導管擴張狹窄部位，以及執行手術等方法。

Q 為何透析療法會促成動脈硬化呢？

從幾年前開始我就患有慢性腎炎，而被告知需要借助於透析療法的治療。但透析療法會讓動脈硬化惡化……

A 也有與活性氧相關的說法。

長時間接受透析療法的人，與健康的人相比，動脈硬化的惡化速度快。透析療法的患者容易罹患高血脂症，也可以觀察到有高密度脂蛋白膽固醇低下的情形。另外，腎臟衰竭的患者會發生鈣質代謝異常的情形，而動脈硬化的部分會有鈣質沉澱，甚至進化為僵硬的動脈硬化現象。

此外，這也可能與「氧化壓力」相關。經由透析療法，嗜中性白血球、單核球、巨噬細胞等細胞活性化。而這些被活性化的細胞會產生活性氧、帶有與活性氧相似作用的自由基、血小板活性因子等。這些物質會傷害血管，使膽固醇氧化。氧化低密度脂蛋白也是引發動脈硬化的重要物質。接受透析療法治療的患者，對於動脈硬化的問題，確實有多加注意的必要。

獻給高尿酸患者・Q&A

高尿酸血症會與高血脂症合併促進動脈硬化生成

所謂尿酸，是核酸（DNA與RNA）中所含的嘌呤代謝後的產物。健康的人一天約會藉由尿液排泄五百毫升尿酸，但體內若製造出過多尿酸，或排泄情況不佳的時候，會超過尿液中所能包含的飽和度，於是多餘的尿酸就會堆積在體內，引發疼痛等症狀。

積聚在關節時為痛風關節炎，堆積在尿路系統時，則會造成腎功能障礙或尿路結石。

但是，尿酸由尿液裡溢出、不積聚在身體組織裡，是不會出現自覺症狀的。因此，即使經由健康檢查知道自己的尿酸數值高，卻不到醫療機構接受診療的人不在少數。

此外，高尿酸血症的病患帶有肥胖、高血壓、高血脂症、糖耐量異常等兩個以上讓心臟病發病的危險因子的情況很多。

即使每一個危險因子的個別症狀輕微，但若積聚兩個以上的疾病，危險度是倍增的。若得知罹患高尿酸血症，不僅只有痛風發作的問題，亦應該為預防心臟病而接受縝密的治療。

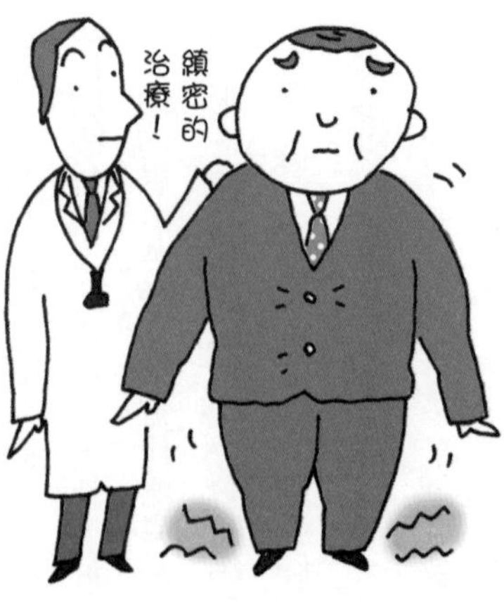

Q 高尿酸血症的數值約為多少？

我有一位男性友人罹患高尿酸血症，這是以尿液裡的含量數來診斷的嗎？男女的標準值有差別嗎？

A 血清尿酸值七mg／dl是正常值。

高尿酸血症依據血液（血清）中的尿酸值來判斷。正常值上限七mg／dl，超過就視為高尿酸血症。

一般而言，男性的尿酸值比女性高，而且絕大多數高尿酸血症患者是男性。但由於尿液中尿酸溢出的飽和度男女都相同，因此可以視為同等來考量。至於標準值的男女差別，部分機構採用男性尿酸值較高的標準值。不過女性停經後尿酸值會慢慢上升，需特別注意。

Q 在生活方面要注意哪些事項？

我被診斷有高尿酸血症，請問能治癒嗎？生活上要注意什麼呢？

A 五項重點既能夠治療，也能預防。

高尿酸血症若在七mg／dl左右，僅做生活指導的治療；若為八mg／dl以上又有併發症的病患，則給予藥物治療；若達九mg／dl以上，無論有無併發症，一律服用藥物來治療。生活指導與尿酸值高低無關。下列五點能在改善高尿酸血症症狀同時也達到預防的作用，即使預防心臟病也能通用。

①減少飲食，去除肥胖情形

若有肥胖的情形，不單會使高尿酸血症的情況惡化，也會造成動脈硬化的風險。過去也有一段時間是指導病患要控制攝取嘌呤含量高的食品，但是，從食品所攝取的嘌呤的量並沒有那麼高，因此，最近反而是採取邊均衡攝取營養，邊減少吸收能量的指導方式。

②控制飲酒

酒會使尿酸值上升，特別是啤酒。

③水分攝取充足

若是尿量增加，積聚在體內的尿酸便容易排泄出體外。

④運動則進行輕度的有氧運動

⑤運用良好的方式來排除壓力

獻給肥胖者・Q&A

肥胖會提高罹患心臟病的風險

肥胖會促進高血壓、高血脂症、糖尿病、動脈硬化、痛風等疾病形成，並且誘發狹心症或心肌梗塞等心血管疾病。一旦胖了超過二十公斤，就如同在背上背負著二十公斤的行李生活一樣。過重的體重雖不至於達到讓心臟有過重負荷的情況，但由於它會促進動脈硬化病情惡化，並且與心臟病之間的關係不斷加深。

若是極度的肥胖，病患的心搏出血量會增加，心臟負擔也增加，而後會演變成心臟衰竭的狀況。此外，因為呼吸運動受限制，呼吸會變淺、不規則，日間也昏昏欲睡，右心室因負荷過量而肥大，因而造成心臟衰竭。在手術或生產後，也可能引發肺動脈栓塞症。

Q 我想開始減肥，請問有成功的祕訣嗎？

我過了五十歲之後就持續發胖，聽說停經後罹患心臟病的機率會增加，為了預防心臟病，我想開始減肥，請問適當的飲食量是不是有什麼標準呢？

A 減少適當熱量的一～二成。

適當的熱量依每個人的生活強度而有所不同，若不是肥胖者，每公斤體重需二十五～三十五大卡；肥胖者則以減少維持標準體重熱量的一～二成為目標，每公斤體重以二十～三十大卡為準。

標準體重可以依照下列公式求得：

標準體重（公斤）＝身高（公尺）×身高（公尺）×二十二

但是，標準體重並不一定對所有人而言都是最適合的。有些人在身材稍微偏瘦的時候感覺較舒適，但也有人在稍微胖一點的狀態下覺得舒服。只要身體活動自如，以膽固醇為主的檢查值也呈現正常，便可說是適合您的理想體重。

Q 減肥時特別需要注意的事項為何？

經常聽到有人減肥減到身體變差。對於不危害健康又能持久的減肥方式，特別要注意哪些要點呢？

A 營養均衡，不要使用極端的方式減肥。

為了維持健康的飲食，最好減少偏好食物的食用量，盡量攝取自己不愛吃的食物，注重均衡的營養相當重要。無論如何，剛開始吃飯的前十五分鐘要細嚼慢嚥，如此可以讓少量的碳水化合物（醣類）等獲得良好消化。邊聊天邊愉快地花時間一點一點地攝取纖維質食物，減少所有食物的量應該也是不錯的方法。

每個人都習慣對所愛好的食物不知不覺越吃越多，而不喜歡的食物即使擺在飯桌上，也不會伸筷子去碰。

特別是經常在外用餐的生意人，總是偏好肉食，而有蔬菜攝取不足的傾向。若是再加上夜晚持續地在朋友間的酒席聚會只吃下酒菜的情況，飲食的均衡受到破壞，加上蔬菜攝取也不足，血液中的膽固醇或三酸甘油脂增加，便會促進動脈硬化發生。

與此情況相反，由於恐懼染上生活習慣病，因此不吃所有含膽固醇的動物性食品，這種極端的限制方法也是不可行的。控制攝取量與完全不吃是不一樣的情況。

此外，採取食物減量再加上攝取低熱量的食物，以期在短時間內變瘦，這種不合宜的減肥方式反而會累積壓力，也有人因此而罹患心肌梗塞。

蛋白質若是攝取不足，血管就會變得脆弱，因此不適量攝取動物性蛋白質是不可以的。請務必攝取必需胺基酸、必需脂肪酸、維生素、礦物質等物質。

重點是要均衡的攝取食物，飲食八分飽即可。

而且不要極端地使身體飢餓，少量多餐是有效的祕訣。

Q 碰到減肥中途體重減少的停滯期該如何作？

我挑戰減肥好幾次，即使在減肥中途認為快要成功了，卻會在某一階段面臨減重停滯的情形，所以不斷地受到挫折，請問沒有好的解決方法嗎？

A 不能只靠飲食減肥，應與運動並行。

光憑飲食來解決肥胖問題，只能夠減重到某個程度，無法提升至更大的效果。想要解決這個問題，就需要配合運動。想改善肥胖問題，在控制攝取能量的同時，也應該增加能量的消耗量。

運動燃燒累積在體內的脂肪，同時也有提高基礎代謝的效果。

此外，也有人認為，運動能夠增加低密度脂蛋白膽固醇的含量，對於改善動脈硬化的情形可以說有很大的效果。

而運動的種類，最好傾向步行等一邊使用氧氣，一邊緩慢運動身體的方式。最近，亦有人說即使單次的運動時間短，只要合計運動達三十分鐘的程度即可，但由於脂肪燃燒需要花費時間，因此五分鐘或十分鐘短暫的運動，對減肥並沒有幫助。每次運動至少也要持續十五分鐘左右才行。

體重急速增加是最糟糕的情形。其次應該避免的，是體重緩慢的增加與體重急速的減少。五十歲以上的人，最好逐步地減少體重（一年約一～二公斤），或是體重儘量維持完全不增加。

Q 如何讓身體在日常生活中多活動？

因為我有稍微發胖的情形，想運動卻又因為工作繁忙，幾乎挪不出空閒時間。請問在生活中，有能夠好好運動身體的方式嗎？

A 在就寢之前做伸展運動或在做家事的方法上下功夫。

無論如何也騰不出時間來運動的人，在就寢前做一做伸展運動是不錯的方法。不是動手部或腳部等小區域的肌肉，而是讓腹肌、背肌、臀部到大腿部位的肌肉等大區域肌肉進行伸展運動，也會收到提高基礎代謝的效果。進行伸展運動時的注意事項，是要緩慢且徹底的伸展、伸直，且伸展時意識集中，效果更佳。

但應該要注意的是，呼吸絕對不要停止。一旦停止呼吸邊施力，血壓會上升而造成身體的負擔。

此外，即使是在通勤上下班時間步行一站的距離，或者要到四、五樓時，不使用電梯改走樓梯這樣的程度，每天持續便會出現效果。

也有人將家中需頻繁使用的物品放在櫥櫃最深處或高處，或是地下室等地方，藉取用動作以彌補運動不足的問題。若這麼做，便能夠自然的將身體做伸展、彎曲的活動，總運動量也會增加。

但是，採用這個方法時，若是心情焦急、煩躁不安，反而會造成反效果。因此請保持冷靜輕鬆的情緒，在自身能力可及的合理範圍內來實行。

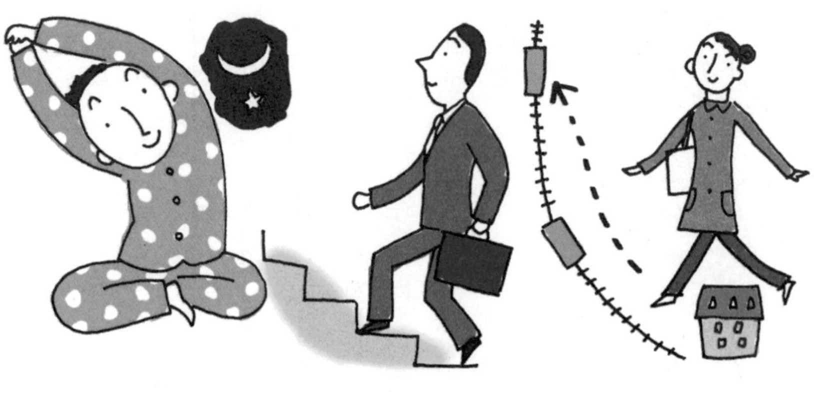

獻給女性・Q&A

停經之後請注意會出現和男性同樣的問題

與男性相較，女性在年輕時期不易罹患高血脂症，而狹心症或心肌梗塞等缺血性心臟病的發作情況也較少。所以會如此，其理由一般認為是由於女性荷爾蒙的雌激素的影響所致。

雌激素的作用在於讓「好膽固醇」高密度脂蛋白膽固醇增加，「壞膽固醇」低密度脂蛋白膽固醇減少，也能抑制動脈硬化惡化。

但是，由於停經期後雌激素分泌減少，血液中的膽固醇值與三酸甘油脂值、血壓值等數值會有上升的情形。停經後約五年後開始，動脈硬化的進行與缺血性心臟病的發作情形，會與男性有相同的增加情況，甚至有過之而無不及。

此外，處於停經期時，膽固醇值、三酸甘油脂值、血壓值等數值容易會有變動。由於肝臟的代謝也會有所變化，因此GOT（AST）或GPT（ALT）的數值也容易有所變動。每年都接受健康檢查的人，請妥善保管檢驗結果報告，才能藉以確認是否有變動的情況。若數值變化比往年來得大，請進行詳細的檢查。血壓則請在家中一週測量一次。

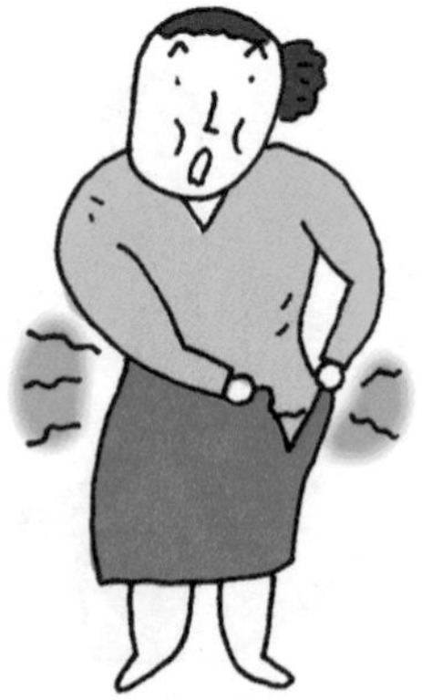

Q 三十至四十歲時所罹患的心肌梗塞是來自於冠狀動脈痙攣嗎？

我在三十五歲時罹患了心肌梗塞。那是在半夜時，突然產生一股如肋骨折斷的強烈胸痛所侵襲的感覺。幸好立即送至有心臟加護病房（CCU）的醫院，目前已經回歸社會的日常生活，但發病的原因仍舊不明。若從年齡的角度來看，恐怕是因為冠狀動脈痙攣所致，但這個可能性高嗎？

A 年輕女性的心肌梗塞多屬冠狀動脈的痙攣。

男性在三十多歲時罹患心肌梗塞的例子頗常見，但女性就比較稀少。再者，因為不屬於家族性高血脂症的冠狀動脈粥狀硬化的情形很少見，因此主治醫師會有是否是由冠狀動脈的痙攣所引發的判斷。冠狀動脈的痙攣所造成的狹心症與心肌梗塞，在安靜狀態下發病的情況很多，所以在半夜發病的這一點也會是醫師下診斷的根據。就目前的情況來說，由冠狀動脈痙攣而造成狹心症與心肌梗塞的例子不少。

此外，乳糜微粒殘體會在飯後立即呈現出膽固醇變化的情形，但殘體永遠殘留在血液中的人易發生痙攣。也有人認為這是三酸甘油脂數值高的人易引發的現象。

Q 我目前服用亞硝酸甘油片處方藥劑，請問可以打網球或滑雪嗎？

我在習慣就診的診所做了半年沒做的心電圖，雖然身體沒有出現自覺症狀，但為預防萬一，我第一次領到了亞硝酸甘油舌下含片。但我一星期會打一、二次網球，一次約兩小時，請問這樣會有問題嗎？可以參加兩天上、下午都要在網球場上的網球團體訓練嗎？另外，請問冬天可以滑雪嗎？

A 若是已習慣的運動就OK，有發作情況則請放棄。

若您有習慣就診的診所，應該先與醫師商量是否能進行網球或滑雪等活動。我認為那是因應狹心症發作而開立的亞硝酸甘油處方。

若為長年持續的運動，而沒有疲累、呼吸不順、胸腔壓迫等自覺症狀，那個運動本身應該ＯＫ。但也請您預先跟教練或球友說明「若疾病發作就要服用亞硝酸甘油片」，無論何種練習比賽，請保持在隨時可以喊停的狀態。

但是，即使同樣都是打網球，也會因對打的選手不同而有心跳數速率升降的改變。至於錦標賽等會增加其他壓力的比賽，即使平常打網球時不會出現自覺症狀，也不建議去參賽。

而滑雪與網球不同，是在特殊的自然環境中所進行的運動。在冬季山中的雪上滑雪不但寒冷，天候也可能有急遽變化的情形。

習慣滑雪的人，在經常使用的滑雪場進行訓練課程，若是清楚自己在這種難度不會出現呼吸不順，也不會感覺到疲累的情形下，滑雪並無妨。因為長年進行滑雪這種活動，脈搏不易增加，病患也能深切理解自己的身體狀況，所以沒有問題。但是，「久違二十年沒做的滑雪運動」或是進行未做過的課程，由於壓力會過大，最好放棄。

再者，有感染感冒的傾向或已罹患感冒兩個禮拜的病患，由於有引發心肌炎的可能性，因此網球與滑雪都算是危險的運動，請絕對不要進行。

Q 壞死的細胞會殘留在心肌嗎？

我自心肌梗塞的發作之後重新站起，目前正從事事務性質的工作，但我想知道，心肌殘留死去細胞的狀態沒有問題嗎？

A 各式各樣的機制使細胞再生。

體內若有細胞死亡，會有各式機制使該部位細胞再生。首先，白血球會吞噬了死細胞，而壞死部位約兩成左右的細胞可能再生。疾病發作後約兩週到一個月，新生細胞會因纖維化而變硬，因發作而損傷的部位會恢復至未被破壞的狀態。

也有心肌梗塞發作時間在兩週以內，壞死部分的細胞尚未纖維化的情況。由於仍處於柔軟狀態，因此心肌出現破洞的情形。近來有心肌梗塞發作後三～五日便出院的例子。若出院後立刻運動或勉強的動作，受傷範圍也可能會變廣，所以請特別注意。活動的不良壞死層與斷裂的有無情形，經由超音波檢查後便能知分曉。

目前已知壞死細胞會漸漸被纖維細胞所吸收，一部分則可能有石灰化的現象。

Q 女性罹患者眾多的微小血管狹心症為何？

由於我的胸腔偶而會受到有如被壓榨般的疼痛發作感所侵襲，因此我到心血管科接受過檢查，卻沒有發現異常情形。我聽說中高齡女性有所謂微血管狹心症的狹心症類型，用一般狹心症的檢查方法並不易發現，請問有這個可能性嗎？

A 請您接受專門檢查此種狹心症的醫師診察。

狹心症一般是發生在冠狀動脈的粗大血管處，但有醫師認為也有發生在微小血管的狹心症。此外，這種症狀的病例很少，雖不能被大多數的專科醫師所認同，但如果接受心臟血管科檢查後無發現異常，卻又有如同發作一般的症狀，接受專門檢查微小血管狹心症的專科醫師診療，應該也是不錯的選擇。

若接受各種檢查之後沒有發現異常，卻還是有胸痛的發作徵狀，有可能罹患了心臟神經官能症。此時請尋找能夠仔細聽取病患說明的專科醫師，才是解決之道。

心臟病女性患者的懷孕、生產與服用避孕藥

即使患有心臟病，但症狀穩定、心臟功能分級在第Ⅱ級（請參閱第一三〇頁）以下的患者，仍然可以懷孕、生產。

若平安無事地懷孕超過六個月，就不需要太過擔心得在設備完善的醫院生產這種事。

但是，若身體變得不舒服，則請視症狀服藥，並且及早住院。

此外，在經常使用避孕藥的人之中，也有偶而會出現心臟病或肺動脈栓塞的症狀，甚至血管阻塞的人。如感受到此種症狀，請與醫師諮商。

有未出現典型症狀的情形，合併症很多

六十五歲以上的高齡者，其心血管疾病存在著各式各樣的問題。首先，由於身體會出現功能衰退的情形，因此難以區別那些現象是反應年齡的生理變化，抑或是疾病的症狀。舉例來說，高齡人士普遍會有動脈硬化的問題，因此，即使患有對年輕人而言必須治療的高血壓或呼吸急促的毛病，或有脈搏數偏少的現象，但因為高齡人士的行動較徐緩，也有不需要治療的可能性。但是，即使是生理上的變化，只要超過身體所能負荷的範圍，達到如勞動般的負擔程度，也會產生治療的必要性。一般而言，個人的差異性很大。

由於未出現疾病典型症狀的情況不少也是其特徵之一，而感覺不到狹心症胸痛特徵的無症狀性心肌缺血，對高齡者來說也不罕見。因此，有人並未意識到自己罹患了狹心症，而導致延遲治療的情形。

再者，八十歲以上超高齡者的症狀是徐緩進展，什麼樣的症狀是從什麼時間開始、有著如何的經過變化等病歷，是很容易變得模糊不清的。此外，高齡者發生合併症的情況眾多也是問題之一。與高血壓、主動脈瓣膜狹窄、心臟肥大、腦血管疾病、腎臟病、糖尿病等合併發作的情況並不少。無論是心臟病或其他的疾病，即便是治療到病癒，也要花費許多時間，也有治療困難、容易復發的問題。

Q 我長年服用亞硝酸甘油片，雖然已經沒有藥效了……

連續二十年來，我經常為了狹心症去就診，也領取了發作用藥亞硝酸甘油，以及有發作預感時所服用的 **nitorol**。但最近我注意到，**nitorol** 似乎不像以前那麼有效。

A 誤用 nitorol 為其原因。

若持續長期且多量服用 **nitorol**，其作用有容易轉變成無效的性質。一般而言，**nitorol** 的血中濃度達五 ng／ml 就會產生藥效，但若是每天早晚兩次持續多量服用，就會因十 ng／ml、十五 ng／ml 的藥效而顯現出血中濃度升高的狀態，因此才會有服用同量的 **nitorol** 也「無效」的情形。

為了不讓 **nitorol** 失去效力，讓血中濃度在一天之中保持數個小時零的狀態，就能夠恢復效果。因此，**nitorol** 這個藥物，在早晨發作就僅在早晨服用，夜晚發作則僅在夜晚服用，偶而會在下午發作的人，就在發作時含著舌下錠，若能以這種方式來使用藥物最好。

貼劑也是同樣的情形。由於一天長時間的貼附會越貼越失去藥效，所以一天不要貼超過十二小時以上是最佳的情形。

目前，這樣的情況有被誤解為「藥物的過度投予所造成的弊害」，以及偏向於「亞硝酸甘油片完全不能使用」的情形等問題。

Q 高齡者的狹心症應特別注意哪些事項？

我父親的狹心症發作了。幸好沒有釀成大禍，因此還能夠過著普通的生活，但我想請問，每天的飲食有特別該注意的事項嗎？

A 注意營養不良與水分不足。

不適合高齡者狹心症病患的飲食，與年輕的狹心症病患基本上都是相同的，但是請考慮高齡者一般的身體狀況或生活、嗜好等方面的情形。例如，在年輕人屬於飲食過量的情況，對高齡者來說反而可能會造成營養不足。特別是有很多人因為討厭肉類，所以動物性蛋白質攝取不足，但是，請盡量保持蛋白質總量的三分之一是屬於動物性蛋白質的情況。而魚貝類則請好好的烹飪。

此外，高齡者有便祕問題者眾多，由於消化器官的功能減弱，即使要讓高齡者充分攝取食物纖維，卻也可能出現因為消化不良而無法攝取的情形。請在餐桌上擺放食物纖維多的蔬菜或柔軟的食物。

對於水分不足的問題也必須注意。高齡者之中，也有體內水分不足卻沒有口渴的實際感覺的人，以致最後出現脫水狀態的情況。有動脈硬化問題的人，若體內出現水分不足的情況，血液的黏度會增加，繼而引發心肌梗塞。若高齡者的水分限制過頭，會造成脫水現象；若一次飲用過多，又會因排尿不順暢而導致足部水腫，胸水或腹水等容易堆積的情形。

依這樣的情況，例如患有心臟衰竭的病患，由於必須要限制水分的攝取，喝水之際，請一點一點的攝取水分，更有必要對水分不足的問題多加注意。

Q 導致入浴中死亡的情形，為心臟造成負擔是其原因？

我經常聽到高齡者在入浴中死亡的消息，這是因為泡澡對心臟造成負擔的原因所導致的嗎？若是這個原因，泡澡時熱水若不浸泡至心臟的位置，能夠預防嗎？另外，熱水與溫水何種較佳呢？

A 出自心肌梗塞的原因很少，但溺死的情況很多。

若是急促地浸泡入熱水中，微血管可能會因反射作用而收縮，血壓亦會跟著上升，但經過一段時間後，血管擴張，血壓也因此會跟著下降。若水的溫度升高，血壓上升與下降的差別就會變大。因此，雖然這對年輕而健康的人來說毫無問題，但對高血壓病患或高齡者而言，就會產生腦中風或心肌梗塞等的煩惱。而且，熱度到達體內深處需要耗費時間，但長時間泡熱水浴是不行的。所以，雖然僅僅浸泡了短時間的熱水浴，但除了只有溫暖到身體表面之外，由於血管的擴張，入浴後身體感覺到寒冷，也容易迅速感染感冒。

相反地，若浸泡約十分鐘的溫水浴，血壓會降低，心跳數也不會增加，並得以暖和至身體深處。全身血液循環通暢，對心臟造成的負擔也少。水溫若比體溫高，熱度就可以到達體內深處，所以水溫在三十八度、三十九度就很足夠了。

但是，若為長時間的泡澡，血壓就會下降過多而變得昏昏欲睡。由於有因此而溺水的事件，對高齡者而言是最需要注意的事。若是健康的年輕人，在發生的當時可以做敏感的反應，將臉從水裡探出。但是，因為高齡者的反應變得遲鈍，所以經常發生溺水而死亡的案件。入浴中的死亡者約有四成屬於這樣的例子，心肌梗塞發作繼而死亡的例子則出乎意料的少。

因此，泡澡只泡到腰際，上半身不會感受到溫暖，尤其上半身若是濕淋淋，就會有寒冷的感覺。

高齡者的理想泡澡的方式，是在溫水裡緩緩的浸泡十分鐘以上。若有家人在場，時間到了就可以出聲提醒高齡者，若為一個人獨居，使用鬧鐘計時也是方法之一。

Q 適合高齡者的運動種類為何？

我的血液中膽固醇含量多，可說是有動脈硬化的狀況。每天運動固然很好，但什麼樣的運動種類比較適合呢？

A 請持續散步這種程度的輕度運動。

運動對防止動脈硬化的惡化亦很有效。對於預防高齡者容易產生的便祕、癱瘓在床、增進食欲等情況也有幫助。

至於運動的種類，散步、走路是推薦給所有人的運動。若是習慣游泳、打高爾夫的人，請選擇自己能夠快樂進行的運動。邊消耗氧氣邊重複動用多數肌肉的運動是不錯的。並且，能夠進行合乎自己身體情況的運動應該是很好的。

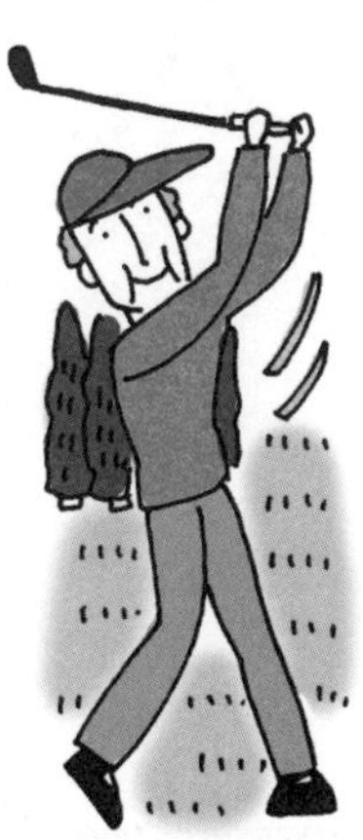

獻給擔任管理職務的人・Q&A

工作過量與壓力需多加以注意

擔任管理職務而且是決策核心等重要職務的人，一旦因為心臟病長期住院，日後要彌補損失的時間，應該不是件容易的事。

即使住院時，也應該會感到擔心，但如此憂心會造成很大的壓力，還會影響病情。對於擔任要職的人來說，首要的課題應該是在住院時請換另一種心境，專心致力於治療。

回歸工作職場時，首先應避免職場上會成為引發心臟病起因的情形。例如，認為推動大型的企劃案會引起疾病發作時，則將工作交棒給其他人負責，或是將案子交給即使自己不在場、工作也能順利進行的代理人負責。

若是做任何工作都得事必躬親、否則無法安心類型的人，因為容易罹患缺血性心臟病，所以應好好改變自己的做法，接受培育後進也是自己生存的理由。

此外，工作量也應依循原有的份量，不要為彌補而有所增加。對於一度因心臟病必須住院的人來說，請牢記超量工作與壓力會成為致命的原因。

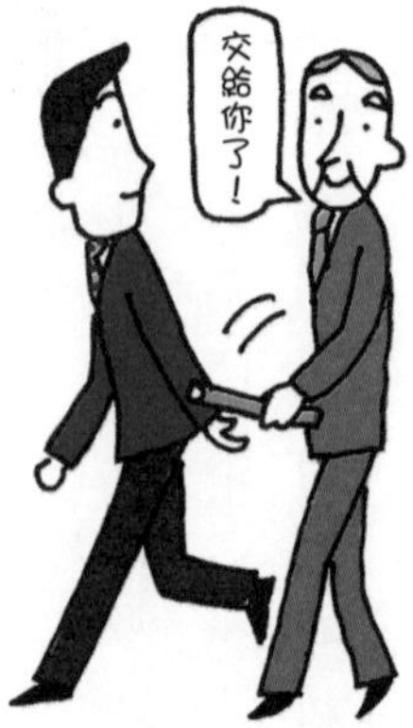

Q 心肌梗塞發作後，需要負責任的工作都不適合了嗎？

我因為一次心肌梗塞發作而住過院，雖然如今已回到工作崗位，但家人卻逼迫我退休……

A 若能遵守專科醫師的治療方針，工作是沒有問題的。

不勉強自己、避免壓力、不要罹患感冒等傳染病，且若能夠遵守專科醫師的治療方針，繼續工作是沒有問題的。實際上，即使患有預後情況不良的擴張型心肌病變症，也有二十年來沒有住院過一次、持續工作的人。即便是心臟的活動極端緩慢到幾乎準備要進行心臟移植手術的病患，由於其不鬆懈的自我檢查，並妥善管理著自身的健康，長命百歲絕不是不可能的任務，也有如此經過十五年或二十年以上，平安無事過著日子的人。

此外，家人的支持、職場的祕書及部屬的協助是必要的。自己若感覺到不對勁是理所當然，身邊的人若感覺到病患與平時的狀況相異，請將訊息傳達給本人，如此便能對疾病的變化做良好的對應。

Q 我罹患心臟衰竭，出國旅行要特別注意哪些事呢？

我患有慢性的心臟衰竭，但是需要為工作出差至國外。請問特別要注意的事項有哪些呢？

A 到達之後休息一天，不要超越自己的工作極限。

長時間旅行會造成心臟重大的負擔。首先，在出國前接受主治醫師的檢查，並詳細詢問他有關自己心臟的負荷限度與餘力，然後嚴守注意事項。例如醫師囑咐自己不能跑步，則即使只跑十秒，也可能發生猝死的危險。對於無太多餘力行動的心臟而言，就算只超過一點點，但只要超越限度、造成心臟的負擔，就可能威脅生命。此外，搭飛機時雖然只是坐著，但也要當作在工作一般；搭乘長程飛機的前一天與到達日當天各休一日。身體若不舒服，即使只有輕微症狀，也應採取在當天休息等不勉強自己的措施，如同在自家工作一般處理，以調整自己身體的負荷範圍。

預防心臟病與動脈硬化的飲食生活重點

控制總熱量與鹽分攝取量

為了預防動脈硬化，不罹患心臟病，要注意日常的飲食生活。其中最需要檢查的是總熱量與鹽分攝取量。

不肥胖的飲食生活，首先要留意由飲食所攝取的一日熱量標準值，每一公斤體重控制在二十五～三十大卡的範圍。例如標準體重六十公斤的人，每日攝取熱量在一五〇〇～一八〇〇大卡間。認為自己是因皮下脂肪及內臟脂肪而增加體重的人，一公斤體重控制在二十～二十三大卡之間。

其次，不過度攝取鹽分也很重要。一旦鹽攝取過多，血中的鈉濃度就變高，為了恢復正常的濃度，血液必須攝入水分，結果全體的血液量增加，更造成心臟的負擔。血管的壓力增大，血管壁也因鈉及水分增加而變硬，血壓隨之上升，於是水分開始從微血管滲漏（血管外的液體量增加），因而引發水腫。高血壓是助長動脈硬化要因之一，同時也會引起狹心症或心肌梗塞。應以一日勿攝取超過六公克為其目標。

小知識

營養素

營養素可大致區別為三大類：①蛋白質。②脂肪、醣類。③維生素、必需胺基酸、必需脂肪酸（亞麻油酸、α-亞麻酸、花生四烯酸等）、礦物質（鉀、鈣、鎂等）。①是形成身體組織的材料，②是能量，③則具有調節身體代謝功能的作用。

若罹患心臟病或動脈硬化情況正在演進中，抑或有高血壓併發症等情形，由於容易轉化為心臟衰竭症狀，因此也必須將鹽分攝取量控制在標準值以下的數值。

節制動物性脂肪，改用植物油，積極攝取優良蛋白質

將脂肪攝取量控制在一日總熱量的二〇％～二十五％，而且若動物性脂肪的攝取量為一，則植物性脂肪為二，如此的比例是最理想的狀況。

肥肉部位、蛋、乳製品等動物性脂肪，會造成血中膽固醇值上升，並且富含促進動脈硬化的飽和脂肪酸。

另一方面，植物性油脂會使膽固醇值下降，並且富含防止動脈硬化的不飽和脂肪酸。但是，若攝取過多植物油不飽和脂肪酸的亞麻油酸，會在體內產生和動物性脂肪類似的作用，因此不宜攝取過量。

此外，魚的脂肪含有較多的不飽和脂肪酸，特別是青魚飽含的DHA（二十二碳六烯酸）和EPA（二十碳五烯酸），具有抑制血栓、降低壞膽固醇、增加好膽固醇等作用。

還有，為了努力滋養心臟與血管，應該攝取優良蛋白質。

最後，為維持營養的均衡，一天攝取三十種以上的食品，包括維生素、礦物質（特別是少量的珍貴礦物質或纖維質）、含有良好消化酵素的黃綠色蔬菜或海藻類、地瓜類、豆類等，應一點一點少量地增添在菜單中。

小知識

實施減鹽也能安心喝湯的方法

由於市面販售的湯汁原料摻有鈉，實施減鹽的人應該避免，不妨改用昆布、鰹魚乾、小魚乾等熬湯。

＊烹調方法

①將昆布置入鍋內，加火熬煮兩小時以上。

②在①煮開之前加入鰹魚乾，用小火加熱二～三分鐘後關火。

②若鰹魚乾沉入水中，喝湯前先過濾。

減鹽 Q&A

Q 由於減鹽食物難以下嚥，如何能讓它變美味呢？

我習慣濃厚的調味，覺得減鹽食物實在不過癮，要如何調味才能讓它好吃呢？

A 活用食材、醬汁、香辛料是一大技巧。

若急速減少鹽分，由於味覺尚未從以往美味標準的習慣中改變，所以無法適應減鹽食物。但味覺會依日常的習慣來決定，可以慢慢減鹽，讓味覺逐漸習慣清淡的調味。能長久持續的重點，是多了解調味或安排菜單的方法，而非「忍耐吞下難以入喉的料理」。健康又美味的減鹽料理的目標提示如後述。

●運用濃重的醬汁，醬汁能夠對水煮類、湯汁類食物調味。水煮類食物使用醬油，只需在最後為菜餚調色及調味時少量增減添加。味噌湯內可加入大量食材，但味噌酌放少量即可。

●善用醋、柑橘、香辛料、香草植物。醋能為無鹽食物提味，做醋漬物或滷物料理等。此外，由於香辛料的辛味不是鹽味，並不含鈉。味道單調的料理可加咖哩、辣椒等強化風味，還可活用柚子、檸檬汁、生薑、紫蘇葉等。

●使用新鮮的材料。食材若是新鮮，不僅可以品嚐到食物原本的風味，即使只有淡加調味，也能夠吃得十分美味。

●料理不添加醬油醬汁。妥善使用調味料是文化的一部分，有需要可取小碟盛裝，一點一點沾取。濃厚的調味會掩蓋食物的味道。

●煮好的食物要在適溫食用。為了補足冷卻料理的味道，會有添加醬油、醬汁的情形。

●請養成活用材料原本味道的習慣，不要使用強烈的調味料。

●遵守食物整體的鹽分份量，喜愛的重口味食物只能少量食用。

●多用牛奶作燉煮料理或白醬料理，可作為蛋白質或鈣質來源。

Q 由於工作的緣故，我經常外食，應該注意哪些要點？

由於工作的關係，外食機會變多，尤其每天都在外吃午餐。請告訴我選擇菜色時應注意的要點。

A 注意鹽的分量、熱量，選擇蔬菜多的菜色。

外食雖依各店而有不同，但多是調味濃重、鹽分高，蔬菜不足、營養不夠均衡，脂肪多、熱量高的菜色，以及無法細嚼慢嚥等數個無法避免的缺點。

若是無論如何都要在外面用餐，則請培養能考慮一天的鹽分量、熱量來選擇菜色的智慧。選菜之際，請注意下列數點。

- 仔細咀嚼飯或麵包類，僅攝取少量即可。
- 盡量避免大碗的食物。若食物調味濃重，飯量也會跟著增多，而後就會攝取過量。
- 油炸食物留下一半，熱量高的料理少量攝取。
- 選擇可以多量攝取蔬菜的套餐。單點則可加點沙拉、日式涼拌小菜等，以攝取均衡的營養。
- 不喝麵湯，留下味噌湯的湯汁。
- 記住經常食用菜色大略的鹽分、熱量，在選擇菜色時可做為參考。

即使工作忙碌，也請盡量留在家裡吃晚餐。如此不但可以度過規則而正常的生活，也能夠對鹽分與熱量的限制做妥善處理。

Q 攝取鉀含量多的食物好嗎？

我從電視和雜誌得知「鉀」含量多的飲食有減少鹽分害處的效果。什麼樣的食品含有鉀呢？

A 鉀有抑制血壓上升的作用。

鉀有排泄體內多餘的鈉，並且能夠抑制血壓上升的效果。請務必將鉀融入飲食生活中（腎臟不佳的人則需禁止）。

含有多量鉀的食品有菠菜、茼蒿、芽白菜等蔬菜類，西洋梨、香蕉、蘋果、奇異果等水果，大豆、四季豆、黃豆等豆類，里芋、馬鈴薯、甘藷等地瓜類。

肥胖 Q&A

Q 預防肥胖的飲食方法為何？

這是充滿生活習慣病的年代，因此必須留心肥胖的問題，若有不會變胖的飲食方法，敬請賜教。

A 控制熱量，一天三餐，吃七分飽。

為了預防肥胖，請一面控制攝取的熱量，一面留意下列的要點。

- 每日三餐規律且正常。仔細咀嚼並少量且緩慢進食。不可節食或絕食（吸收率反而會變高）。
- 確實吃早餐，晚餐少吃。避免吃宵夜。
- 遵守七分飽原則。用小碗盛飯。
- 花時間緩慢且仔細地咀嚼食物。若是進食速度太快，在出現吃飽的感覺之前，可能會有飲食過量的情形。
- 醣類（特別是葡萄糖）並非都能在體內被迅速消化吸收，如果也能適量攝取脂肪等所謂能消化較久的食物，可以抑制飢餓感。
- 點心、吃零食是禁止的。也不要買零食等食物來儲存。
- 控制飲酒。由於酒精也是熱量，請將酒精包含在一日的攝取熱量之中來考量。
- 不要攝取過量的砂糖、果糖。

Q 減肥之際應注意哪些事項？

我的標準體重是六十五公斤，但目前的體重為七十公斤。為了健康，我想要實行飲食減量，請問應該注意哪些事項才好呢？

A 注意營養均衡，一點一點的逐步減量。

若已有過胖的情形，請一面進行飲食限制，同時控制到標準體重（BMI二十～二十二）的程度來進行減量。

急速而激烈的減肥，會破壞體內各式各樣的平衡，繼而有招致壓力的危險。每天測量體重，不要訂定不合理的目標，以一～二個月減去一公斤的速度，緩慢進行逐步的減量。此外，因為成人體重增加的是水分和脂肪，所以不要攝取多餘的熱量。

應該要注意的是，目前的體重連一公斤也絕對不能再增加。最糟的情況是從七十公斤成功減到六十五公斤而感到安心，於是又再度一點一點逐漸增重，這樣的情形比體重一直維持在七十公斤還糟糕。體重增加是最惡劣的情況，若能維持現狀，就算是稍微超過適當體重，保持現狀還算是較好的情形。

在進行飲食限制之際，不要過於在乎食物的減量這件事，也要注意不要欠缺營養的均衡性。限制熱量的同時，別讓蛋白質、礦物質、維生素等呈現不足的現象。

Q 放棄從大盤子舀菜分裝的方式比較好嗎？

由於家裡人口眾多，因此菜餚都用大盤子盛裝並列於桌上，各人再從大盤中舀出分食。為了減肥，改用單人小碟裝的方式較好嗎？

A 大盤盛裝容易飲食過量，即使麻煩，也應分裝小碟裡。

與家人一起愉快用餐是好事，所以沒有辦法一概而論。但是就大盤子分菜的方法來說，不僅很難了解自己吃的份量，而且容易食用過量，鹽分也可能攝取過多，需多加注意。若用小碟盛裝，除了視覺上能夠滿足，也方便攝取均衡的營養，雖然要洗的碟子增加，但還是要推薦以小碟子分裝來進食。

Q 咖啡或紅茶不加砂糖比較好嗎？

因為我喜歡甜的口味，所以咖啡或紅茶若是不加砂糖，我就沒辦法喝。放棄加砂糖比較好嗎？

A 養成盡可能不加糖的習慣。

砂糖會讓血液中造成動脈硬化的三酸甘油脂增加。而且砂糖不含蛋白質、維生素、礦物質，只含熱量。若用在料理上，一日以十～二十公克為限。一旦砂糖使用過多，醬油或食鹽也跟著多量使用，反而導致鹽分攝取過量。此外，水果的維生素與優質消化酵素含量多，是不可或缺的食物，但由於蘊含的醣類（果糖）也多，必須要注意。

脂肪、膽固醇 Q&A

Q 完全不攝取動物性脂肪比較好嗎？

我喜歡肉類，但既然動物性脂肪對身體有害，我就不吃動物性脂肪，只吃植物性脂肪，可以嗎？

A 過度控制易引發腦出血或眼底出血。

動物性脂肪確實會讓血中膽固醇數值上升，也富含助長動脈硬化形成的飽和脂肪酸。肥胖的人、在意罹患心臟病的人，需盡可能的控制動物性脂肪的攝取，改而攝取適量的植物性油。請盡可能的少使用奶油、豬油、牛油等來調理菜餚。而鮮奶油、巧克力、冰淇淋、蛋糕類也要注意。

但是，若控制攝取動物性脂肪的行為太過，從脂肪吸收的維生素A、維生素D就會不足。這麼一來，無論體重或膽固醇值降得多低，也容易發生心臟的血管障礙與眼底出血等症狀。

實際上，有肥胖的人在進行減量減肥時，在一～二個月達成瘦十公斤的目標，同時卻也得了心肌梗塞，在恢復期時還發生眼底出血的情形，然後一年半之後因腦中風而過世的例子。

問題不在於不能攝取動物性脂肪，而是在於攝取過多。請與食物纖維及植物性脂肪做良好的組合，進行均衡的攝取。

若是喜歡肉類，牛肉、豬肉應選擇大腿或菲力等紅肉部分，雞肉則選擇雞胸肉或去除皮與脂肪的腿肉、雞翅膀等脂肪較少的部位，並少量攝取。至於富含脂肪的絞肉要注意。

至於食用方法，我推薦可以燃燒脂肪的燒烤法或涮肉的方式。

Q 能讓膽固醇值下降的食物為何？

經由健康診斷得知我的膽固醇值頗高，想藉由飲食來加以改善，請問有應該積極補充的食物嗎？

A 青魚與食物纖維有讓膽固醇降低的作用。

青魚的脂肪富含不飽和脂肪酸的DHA（二十二碳六烯酸）、EPA（二十碳五烯酸），已知能使膽固醇下降，讓血液變清澈，有預防心臟病或腦血栓等疾病的效果。

富含DHA、EPA的有沙丁魚、青花魚、秋刀魚、黃尾魚、鮭魚等，應積極攝取這些魚類。但是，由於不飽和脂肪酸有容易氧化的缺點，因此魚肉新鮮是重要條件。

此外，若是堪稱好的植物油或EPA等脂肪攝取過量，一樣也會造成問題。

食物纖維有降低膽固醇、整腸通便的效果，不妨多攝取地瓜、菇類、海藻、根莖類、豆類等，以不致發生腹瀉的情況來調理。

Q 植物油的種類很多，為選擇種類而感到迷惑。

在購買植物油時，由於玉米油、菜籽油、橄欖油等種類繁多，我為此而感到迷惑。請問對身體好的油是哪一種？

A 選擇油酸含量多的菜籽油或橄欖油。

黃豆油、玉米油、紅花籽油等所富含的亞麻酸，是在人體內生成的必需脂肪酸之一，再加上為了要降低膽固醇值，因此被推崇為需要積極攝取的物質。但是，除了容易氧化之外，若是攝取過量，會造成「好膽固醇」高密度脂蛋白膽固醇減少，因此只需適量攝取即可。

此外，菜籽油、橄欖油所富含的油酸不易氧化，只會讓「壞膽固醇」低密度脂蛋白膽固醇減少，讓「好膽固醇」高密度脂蛋白膽固醇增加。

此外，紫蘇油、胡麻油所富含的α-亞麻酸，由於會在動物體內轉變成與EPA或DHA相同的不飽和脂肪酸，因此其防止動脈硬化的效果備受世人矚目。

由於植物油不加熱、在生食的狀態就能徹底的發揮效果，因此請盡可能的利用其做成沙拉拌醬，以生食的方式使用效果最佳。

預防心臟病與動脈硬化的運動要點

了解自己的運動容許值並且定期運動

改善生活習慣病、防止動脈硬化，並能預防心臟病的運動，與為競賽而求勝所做的訓練不同。年齡超過四十歲的人，由於體力逐漸降低，這個預防運動盡量依自己的運動能力選擇能長久維持、較能夠輕鬆持續的運動為原則。合宜運動的條件要根據年齡、體力、健康狀態（尤其是心臟、肺、骨或肌肉的狀態）、運動經歷等而有不同，一般來說是：（一）配合截至目前為止的運動能力、本身的年齡，不用勉強就能做到。（二）使用全身的肌肉。（三）能夠在一定的時間（三十分鐘以上）輕鬆而持續的反覆運用肌肉。（四）能夠定期（盡可能一週三次以上）運動。（五）能夠舉例出是出自習慣，或是可以滿足、輕鬆地達成等優點。具體來說，有游泳、腳踏車、速度不快的走路（健走）等運動。將伸展體操當作準備運動應該也不錯。

太過賣力會形成壓力、血壓上升，促進動脈硬化，對心臟也會造成負擔。請決定能夠安全地運動的標準。

心臟病或運動療法的專科醫師，大多會視運動負荷試驗的結果，依病患運動能力的六～八成，在不造成呼吸不順或痛苦、且不出現心律不整情況的範圍內，決定出患者運動的安全界限。至於健康的人，則可依脈搏或運動時的痛苦程度來決定出標準。

運動量與種類 Q&A

Q 辨別適合自己運動強度的方法為何？

我不明白要進行何種強度的運動才好，請問有能知道合於自身「適當的強度」的方法嗎？

A 運動時要以自己的感覺與脈搏為標準。

了解合於自身適當強度的方法有二。其一，以運動之後的自我感覺（痛苦程度）為標準。那種感覺以數字或易於了解的話語顯現在「運動自覺量表」（rating of perceived exertion）上，由持續十五分鐘也毫無痛苦的「輕鬆」，至「有些吃力」的感覺強度，來區分適合此人的運動範圍。

第二個方法則是以脈搏數當做標準。正常來說，運動中的心跳數，一分鐘會在一一〇～一二〇次的程度，年齡差異的最大容許量在五〇%左右，稍微流些許汗水、除了感覺良好外，沒有殘留其他狀況的輕度疲勞程度是最恰當的。此外，脈搏數若以年齡層來區分，三十多歲是一二〇次、四十多歲是一一五次、五十～六十歲則在一一〇次左右的運動，應該可以說是強度剛好的運動。也有以（一三八減自己年齡再除以二）的算式計算出一分鐘的脈搏數標準的方法。

此外，若是以血壓來決定標準，則在運動前測量血壓，再做十分鐘以上一定程度但不會感到痛苦的運動，運動之後測量血壓，而後再與運動前的血壓做對照，若是完全沒有變化，或呈現出少許低下的情況，就可以說是適當的運動。

Q 一天要步行多少路才好呢？

我是個整天待在家中的五十多歲專職家庭主婦。平時只是走路去購物的程度，在日常生活中幾乎沒有走路的機會。請問要走多少路，才能算是對身體好的運動呢？

A 以一天一萬步為目標。購物分為上午與下午分開進行。

這是資料較早的調查結果，根據舊厚生省在平成三年的國民營養調查，日本人（以六八〇〇人為調查對象）一天平均走路步數為六六〇〇步。雖然五十多歲的平均值是六九〇〇步，但若從生活型態別來看步行數，就會出現主婦若未從家裡出門為二五七〇步，即使出門購物也只走了五六八〇步的結果。

從各種調查與研究來看，預防生活習慣病以一天一萬步為理想。即使走的路再少，每天一次持續走兩千步以上應該不錯。從前述的調查亦可明白，一天的步行數未滿兩千步的人（過著運動較少的平靜生活，較屬於安靜狀態的人），男女的血壓值均高，有防止動脈硬化作用的高密度脂蛋白膽固醇值也較少；相反地，步行一萬步以上的人，能將血壓控制在較低的狀態，高密度脂蛋白膽固醇值也較高。

重要的是，要將步行融入日常生活中身體力行。若為專職主婦，購物可分上午、下午進行。去超市不搭公車，改步行前往；或不走電梯、手扶梯。若逐步下功夫，步數應該增加不少。此外，步行一千步的時間約為十分鐘，則步行距離相當於六百~七百公尺的程度。

請注意以下所列的要點。①避免在身體狀況有變化時進行。②帶著狗或幼兒一併出門時，可能導致運動量過多。③高血壓病患在早晨散步很危險。④若無法以穩健的步伐上下樓梯，膝蓋或腰可能會損傷。⑤不要在飯後立即行動。⑥盡量用相同速度一口氣持久的步行。⑦在大熱天步行之前先補給水分。

Q 若一天無法連續三十分鐘運動，分段做也沒關係嗎？

我無法每天挪出連續三十分鐘的時間來做運動。若是將運動時間做切割，會收不到效果嗎？

A 也可以分成十五分鐘兩次，但要連續運動十分鐘以上

運動開始後，動脈血中的葡萄糖及被分解的葡萄糖會當作能量使用。若運動持續五~十分鐘，血中的葡萄糖減少，脂肪呈現能被利用的狀態，脂肪酸或肌肉中的肝醣轉化成能量，蓄積在肝臟的肝醣或脂肪組織的脂肪亦會被使用。

為了要燃燒脂肪，提升運動的效果，轉換成某種程度只消耗熱量的時間，繼而成為分解脂肪、有效利用氧氣的狀態，持續的運動有其必要。要燃燒蓄積的脂肪，應盡量連續運動三十分鐘。五分鐘的運動會使剛暖好的身子迅速降溫，在脂肪開始燃燒之前便結束。為了使體脂肪燃燒，可說像是需要某種程度的啟動時間的重油一般。若一次運動三十分鐘有其困難，分成十五分鐘兩次的運動亦無不可，但必須持續十分鐘以上。

Q 不適合中老年人的運動為何？

為了健康著想，我想開始運動，但哪些運動我應該避免的呢？

A 無法依照自我步調的團體競賽與比賽是禁止事項。

在選擇運動之際，該注意的是自己喜歡又可輕鬆進行，能夠保持自在心情來做的運動。如棒球等注重勝敗的團體競賽會造成病患的壓力，而配合病患本身的步調中止比賽又不容易，因此不推薦。

所謂照護心臟，是指要控制會讓人緊張或煽動競爭等事情，以及突然奔跑、停止的情況。如短跑那般的低下頭，以及需要閉氣施力的舉重或擴展器也要避免。滑雪、溜冰等冬季運動亦同，除了從以前就開始進行的人之外，最好保持距離。而高爾夫球、網球、騎自行車等運動，即使患有心臟病，但若能夠過普通的生活，在謹守在自己的能力範圍內、緩慢而輕鬆的隨著自己的步調來進行，就可以推薦。此外，不管是多麼輕度的運動，在運動開始前及結束後，最少做五分鐘的輕度伸展操、踏步或腹式深呼吸等暖身，讓身體活動。

在寒冷的早晨、喝酒後或飯後的飽腹時間，都不適合做運動。最適合的運動時間為中餐前或中餐後的一～二小時後。睡眠不足、感冒或身體有倦怠感時，絕對不勉強運動也是相當重要的事項。

十三劃

十四劃

十五劃

十五劃以上

五劃

六劃

七劃

八劃

索引

・粗字體代表有詳細說明頁

國家圖書館出版品預行編目資料

心臟病與動脈硬化／細田瑳一著 ； 溫家惠譯.
-- 初版. -- 新北市新店區 ： 世茂, 2007[民 96]
面； 公分. --（生活保健室；C39）
含索引

ISBN 978-957-776-864-3 (平裝)

1. 心臟 - 疾病 2.動脈 - 疾病

415.31 96012271

生活保健室 C39

心臟病與動脈硬化

作　　者／細田瑳一
審　　定／李源德
譯　　者／溫家惠
總 編 輯／申文淑
責任編輯／傅小芸
封面插畫／楊雅茹
出 版 者／世茂出版有限公司
發 行 人／簡玉芬
登 記 證／局版臺省業字第 564 號
地　　址／（231）新北市新店區民生路 19 號 5 樓
電　　話／（02）2218-3277
傳　　真／（02）2218-3239（訂書專線）
（02）2218-7539
劃撥帳號／ 19911841
戶　　名／世茂出版有限公司
單次郵購總金額未滿 500 元（含），請加 50 元掛號費
酷 書 網／ www.coolbooks.com.tw
排版製版／辰皓國際出版製作有限公司
印　　刷／長紅彩色印刷公司
初版一刷／ 2007 年 9 月
二刷／ 2012 年 5 月

ISBN：978-957-776-864-3

定價／ 280 元

心臟病與動脈硬化
SENMON-I GA KOTAERU Q&A SHINZOUBYOU TO DOUMYAKUKOUKA

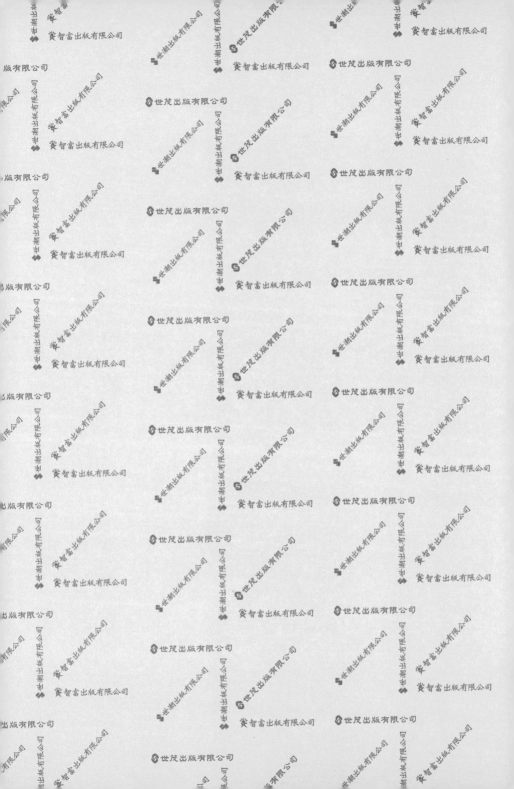